Die Smoothie-Diät

Gesund und lecker abnehmen mit
selbstgemachten Smoothies

von

Michael Iatroudakis

Bibliografische Informationen der Deutschen Nationalbibliothek: Die Deutsche Nationalbibliothek verzeichnet diese Publikation in der Deutschen Nationalbibliografie; detaillierte bibliografische Daten sind im Internet über dnb.d-nb.de abrufbar.

ISBN-13: 978-1497593473
ISBN-10: 1497593476

Hinweis:

Diese Publikation wurde nach bestem Wissen recherchiert und erstellt. Verlag und Autor können jedoch keinerlei Haftung für Ideen, Konzepte, Empfehlungen und Sachverhalte übernehmen.

Die publizierten Tipps und Ratschläge sind als Hilfen zu verstehen, um jeweils zu eigenen Lösungen zu kommen. Bei offenen Fragen kontaktieren Sie bitte Ihren Hausarzt.

Das Buch ersetzt nicht eine medizinische Behandlung / Therapie oder eine krankheitsbedingte Ernährungstherapie / Beratung. Der Autor und der Verleger können keine absolute Garantie für Ihr persönliches Ergebnis übernehmen. Sie handeln in allen Fällen eigenverantwortlich.

Als Leserin und Leser dieses Buches möchten wir Sie ausdrücklich darauf hinweisen, dass keine Erfolgsgarantien oder Ähnliches gewährleistet werden können. Auch kann keinerlei Verantwortung für jegliche Art von Folgen, die Ihnen oder anderen Lesern im Zusammenhang mit dem Inhalt dieses Buches entstehen, übernommen werden.

Der Leser ist für die aus diesem Buch resultierenden Ideen und Aktionen selbst verantwortlich.

Reproduktionen, Übersetzungen, Verbreitung, Weiterverarbeitung oder ähnliche Handlungen zu kommerziellen oder nichtkommerziellen Zwecken sowie Wiederverkäufe sind ohne die schriftliche Zustimmung des Autors nicht gestattet.

Inhaltsverzeichnis:

Einleitung

Die Anzahl der Ratgeber zum Thema „Abnehmen"
ist im deutschsprachigen Raum mittlerweile un-
durchschaubar geworden. Zahlreiche Diät-Bücher mit
unterschiedlichen Ansätzen und Meinungen füllen die
Regale in jeder gut sortierten Buchhandlung und diverse Internet-Buch-Portale tun ihr Übriges.

Daher stellt sich auch die Frage: **„Was zum Geier ist
die Smoothie-Diät?"** Diese Frage ist berechtigt.

Wenn wir sämtliche Inhalte aller Diät-Bücher auf dieser Welt bündeln und anschließend deren Aussagen
auf zwei bis drei Sätze runterbrechen würden, dann
haben alle diese Ratgeber eine gemeinsame Botschaft.
Sie plädieren alle für eine (radikale) Veränderung der
Essgewohnheiten und das Ganze in Kombination mit
ausreichender Bewegung.

Daher haben fast alle Diät-Ratgeber auf ihre Art und
Weise Recht. Diese Aussage ist natürlich relativ ein-
fach gehalten, bringt aber die Botschaft (fast) aller
Abnehm-Bücher auf einen gemeinsamen Nenner.

Um es nochmal deutlich auszudrücken: Wenn Sie abnehmen möchten, sollten Sie Ihre Ernährungsgewohnheiten komplett überdenken, gegebenenfalls ändern bzw. anpassen. Des Weiteren kommen Sie nicht
umhin, mehr Bewegung in Ihr Leben zu bringen. Sei

es im Alltag, im Sport-Verein oder gar in einem Fit-ness-Studio. Damit Ihre Pfunde purzeln, müssen Sie am Ende des Tages mehr Energie verbrauchen, wie Sie dem Körper Energie zugeführt haben.

Nochmals – auch wenn Sie vielleicht jetzt Ihre Augen verdrehen – ohne eine Veränderung Ihrer aktuellen Lebenssituation (Ernährung, Bewegung, geistigen Einstellung) werden Sie kein Gewicht verlieren.

Denn jene Dinge, die Sie in der Vergangenheit in Ih-rem Leben getan haben (inklusive Ihrer Unterlas-sungssünden), sehen Sie heute als Ergebnis im Spie-gel. Das, was Sie heute tun, werden Sie morgen im Spiegel bewundern können.

Albert Einstein soll einmal gesagt haben:

"Die Definition von Wahnsinn ist, immer wieder das Gleiche zu tun und andere Ergebnisse zu erwarten."

Die Smoothie-Diät befasst sich mit jenen Elementen, die eine erfolgreiche und dauerhafte Gewichtsreduk-tion ausmachen, diese sind: Die richtige geistige Ein-stellung, eine ausgewogene Ernährung und das Ganze kombiniert mit ausreichend Bewegung.

Wie bereits angesprochen: wer heute abnehmen möchte, dem steht eine teilweise unüberschaubare

Zahl von Diäten gegenüber. Die meisten dieser Diäten sind Trends, teilweise ungesund, nicht praktikabel oder sehr kompliziert umzusetzen.

Des Weiteren fehlt in der übergewichtigen Gesellschaft nach wie vor die Aufklärung, dass eine Gewichtsreduktion nur mit einer veränderten Lebenseinstellung einhergeht. Viele Ratgeber, Kurse und Workshops sind zu einseitig bzw. haben nur das Interesse, teure Diät-Produkte an den Mann bzw. an die Frau zu bringen.

Dieses Buch möchte Ihnen helfen, Schritt für Schritt Ihr Wohlfühlgewicht zu erreichen bzw. auch zu halten. Dieses Buch verschont Sie mit Hinweisen, wie gesundheitsgefährdend Übergewicht sein kann, und hält Ihnen auch in dieser Hinsicht keine Moralpredigt. Ich habe die Smoothie-Diät mit anderen wichtigen Elementen verknüpft, die meines Erachtens eine wichtige Rolle spielen, um erfolgreich abzunehmen.

Des Weiteren halte ich mich kurz und knapp und vermittele Ihnen nur das Wichtigste, was Sie über die Smoothie-Diät wissen sollten. Der Vorteil liegt hierbei klar auf der Hand. Sie können gleich mit der Umsetzung beginnen, ohne kostbare Lebenszeit zu vergeuden. Wer tiefer in die jeweilige Materie eintauchen möchte, dem habe ich bestimmte Wörter verlinkt, die durch das Anklicken auf Webseiten verweisen mit mehr Inhalt zum jeweiligen Thema (bzw.

Begriff). Im Anhang finden Sie auch Buchtipps und Webseiten-Empfehlungen meinerseits.

Die häufigste Frage, die ich gestellt bekomme, ist die: **"Wie viele Kilos kann man mit der Smoothie-Diät abnehmen?"** Diese Frage ist nicht einfach zu beantworten, da viele Faktoren (Geschlecht, Alter, Diät-Vorgeschichte, evtl. Krankheiten, Motivation usw.) eine wichtige Rolle spielen. Eine grobe Faustregel wäre: Zwischen **4 und 6 Kilo** in einem Monat sind möglich.

Am Schluss haben Sie die Möglichkeit, mit mir in Kontakt zu treten, wenn Sie Fragen haben. Über ein Feedback würde ich mich freuen.

Ich wünsche Ihnen viel Spaß und eine Menge Motivation bei der Umsetzung ...

Ihr
Michael Iatroudakis

Die 3 häufigsten Fehler beim Abnehmen

Bevor wir tiefer in die Materie der Smoothie-Diät eintauchen, vorab die 3 häufigsten Fehler, die die meisten Menschen machen, wenn es ums Thema "Abnehmen" geht.

1. Fehler: Reden, überlegen, richtiger Zeitpunkt

Viele Abnehmwillige kommen über das Reden und dem innigen Wunsch abzunehmen nicht hinaus. Sie lesen zahlreiche Bücher, besuchen Seminare und Tagesworkshops, kaufen eine Körperfett-Waage, lesen Kindle-E-Books / Bücher zum Thema "Abnehmen", kommen aber dennoch nicht ins Handeln. Sie sind gewillt anzufangen, warten aber auf den richtigen Zeitpunkt, der nie eintreffen wird. Immer ist der Zeitpunkt gerade ungünstig, immer stehen gerade die Sterne schlecht und…und…

Auf den Punkt gebracht:

Ohne eine Entscheidung bzw. ohne eine Handlung, inklusive einer zielgerichteten Aktion, wird auf Ihrer Waage nichts passieren. Es mag banal klingen, aber den richtigen Zeitpunkt, um ins Handeln zu kommen, gibt es nicht.

Die Sterne stehen nie günstig, um mit irgendetwas anzufangen. Schlussendlich ist die Suche nach dem richtigen Zeitpunkt nichts anderes, als eine simple Ausrede, um eine Handlung ins Nirwana zu verbannen.

2. Fehler: Mangelnde Kontinuität

Veränderungen können bei bestimmten Zielen nur dann eintreten bzw. zur neuen Gewohnheit werden, wenn diese auch regelmäßig ausgeübt werden. Viele machen den Fehler, gerade beim Abnehmen, die notwendigen Veränderungen (Beispiel: neue Ernährungsgewohnheiten) nicht kontinuierlich durchzuziehen. Stellen sich die ersten Widerstände ein, werfen die meisten das Handtuch und geben auf.

Auf den Punkt gebracht:

Ohne Kontinuität ist es nicht möglich, dauerhaft und erfolgreich abzunehmen. Fangen Sie mit kleinen Schritten an und bleiben Sie auch bei anfänglichen Widerständen unbeirrbar Ihrem Ziel treu.

3. Fehler: Zu frühes Aufgeben

Irgendwann kommt der Punkt, wo nichts mehr geht. Stillstand ist beim Abnehmen ein ganz normaler Zustand und ist nichts Abnormales. Der Körper ist keine Maschine, der auf Knopfdruck das macht, was wir gerade wollen. Geben Sie Ihrem Körper Zeit, sich an die neue Situation anzupassen. Wenn man eine

Stagnation beim Abnehmen im Voraus erwartet, kann man sich im Vorfeld darauf einstellen und die Enttäuschung hält sich im Rahmen.

Auf den Punkt gebracht:

Lassen Sie sich von Widerständen nicht unterkriegen. Bleiben Sie dran und stellen Sie sich im Geiste darauf ein, dass ein (vorübergehendes) Plateau kommen wird. Geben Sie nicht auf!

Die 3 Säulen für ein erfolgreiches Abnehmen

Eine Diät sollte immer aus drei Säulen bestehen:

1. Richtige geistige Einstellung
2. Veränderung der Ernährungsgewohnheiten
3. Ausreichend Bewegung – bzw. Sport

Schauen wir uns die Punkte im Einzelnen etwas genauer an.

1. Die geistige Einstellung

Vor jeder Entscheidung bzw. vor jeder Handlung stehen ein oder mehrere Gedanken. Das bedeutet, dass die Qualität unseres Denkens die Qualität unserer Leistungen bestimmt. Was bedeutet das fürs Abnehmen?

Eine zielgerichtete Gewichtsreduktion kann nur einhergehen mit der richtigen geistigen Einstellung. In den kommenden Kapiteln werde ich Ihnen hierfür das richtige Werkzeug mit an die Hand geben.

Treu nach dem Motto: **„Gewonnen oder verlOREN wird zwischen den OHREN"** ;-)

oder...

…eine Diät beginnt immer **zuerst im Kopf.**

2. Veränderung der Ernährungsgewohnheiten

Ein erfolgreiches und vor allem dauerhaftes Abnehmen geht immer mit einer Veränderung des eigenen
Essverhaltes einher. Eine kurzfristige Extrem-Diät,
mit anfänglichen Erfolgen, mündet schlussendlich
immer in den berüchtigten Jo-Jo-Effekt.

Daher sollte eine Diät, auf Dauer gesehen, immer in
ein komplett neues Essverhalten übergehen.

3. Ausreichend Bewegung

Der Mensch ist genetisch auf Bewegung ausgerichtet.
Wer sich nicht ausreichend bewegt, riskiert gesundheitliche Beeinträchtigungen in Kauf zu nehmen.
Daher ist der ausgelutschte Spruch **"Wer rastet, der
rostet"** nicht weit hergeholt. Auch hier zeige ich Ihnen in einem späteren Kapitel, welche Möglichkeiten
Sie hierzu haben.

Die drei oben genannten Säulen stehen in einem
engen Verhältnis zueinander und führen nur in einem
ausgewogenen Verhältnis zu einer erfolgreichen und
dauerhaften Gewichtreduktion. Das eine kann nicht
ohne das andere und umgekehrt. Dieses Wissen soll,
und das ist wichtig, in Ihrem Kopf als Grundlage
bzw. als Ausgangsbasis dienen. Die drei Säulen

werden wir uns jetzt mal näher betrachten.

Fangen wir mit der geistigen Einstellung an…

Was bedeutet eigentlich das Wort „Diät"?

Das Wörtchen **„Diät"** hat in unserer heutigen Gesell-schaft generell keinen guten Ruf und nach meiner persönlichen Meinung, völlig zu unrecht. Warum, das möchte ich Ihnen mit diesem Kapitel näher erläutern. Was bedeutet eigentlich **„Diät"?**

Hierbei gibt es unterschiedliche Blickwinkel, die ich hier mal kurz auflisten möchte.

Blickwinkel I

Wenn der deutsche Volksmund „Diät" sagt, meint er meist eine mehr oder weniger kurzfristige Maßnahme, um lästige Pfunde (ohne viel zu tun) loszuwerden. Natürlich soll so eine Diät schnell wirken und nicht allzu lange dauern. Das Ergebnis nach einer Eier-Diät kennen wir alle.

Warum? Weil man nach einer Diät mehr wiegt als zu Anfang. (Jo-Jo-Effekt)

Blickwinkel II

Wenn ein Arzt oder Therapeut „Diät" sagt, meint er meist eine Ernährungs- und Lebensweise, die auf die Behandlung einer bestimmten Krankheit (Fettsucht, Diabetes usw.) abzielt. Sehr trocken, sehr steif und sehr medizinisch und leider auch hier nicht immer von Erfolg gekrönt.

Blinkwinkel III

Wenn die (alten) Griechen „Diät" sagten, meinten Sie einfach eine gesunde Lebensweise.

Alle wichtigen Faktoren des Lebens sollten darauf ausgerichtet sein, dass es der Gesundheit des Einzelnen zugutekommt. Dazu gehören neben Essen und Trinken natürlich auch Bewegung, seelisches Wohlbefinden usw.

Sprich:

Gesundes Essen, Bewegung und das Ganze mit der richtigen geistigen, spirituellen Einstellung sind die drei tragenden Säulen, um langfristig sein Wunschgewicht zu halten.

Also, was spricht dagegen, die Sichtweisen der alten Griechen zu übernehmen und zu sagen:

„Ja, ich mache eine Diät!"

… mit der Vorgehensweise, sämtliche Elemente (Essen, Bewegung und geistige Einstellung) ins eigene Leben zu integrieren.

Auf den Punkt gebracht:

Zur Wiederholung: Wenn Sie erfolgreich und vor allem dauerhaft abnehmen möchten, sollten Sie sich im Klaren sein, dass ohne eine gravierende Veränderung Ihrer momentanen (Lebens)Situation nichts passieren wird.

Das, was Sie dachten und taten, sind die Ergebnisse von heute. Das, was Sie heute denken und tun, werden die Ergebnisse von morgen…

Machen Sie eine Diät, verändern Sie Ihre Lebensumstände und Sie werden spüren, wie Ihr Körper maßgeblich nachzieht. Kommen Sie ins Handeln und verlieren Sie keine Zeit, denn das Leben ist viel zu kurz…

Fangen Sie heute an, eine **"Diät"** zu machen.

Das Wort „versuchen"

Im vorhegenden Kapitel haben wir gelernt, dass Sie, wenn Sie Ihr Wunschgewicht erreichen möchten, sprichwörtlich eine "Diät" machen müssen. Sie müssen Ihr Leben in den Bereichen Ernährung, Bewegung, geistige Einstellung verändern. Nur so werden Sie langfristig Erfolg haben.

Wenn Sie „versuchen" abzunehmen, dann lassen Sie es gleich sein. Im Wort „versuchen" steckt bereits die Keimzelle für eine halbherzige Herangehensweise bzw. Tat. Viele kennen das aus dem Bekannten- oder Freundeskreis, da heißt es:

„Ich versuche, bei dir vorbeizukommen"

oder

„Ich versuche, dass ich dies und jenes für dich heute noch erledige".

Doch insgeheim wissen wir dann immer, daraus wird nichts, denn versuchen bedeutet übersetzt: **„NEIN!"** Wer erfolgreich abnehmen möchte, sollte sich im Klaren sein:

„Entweder ich möchte abnehmen oder ich möchte nicht abnehmen"

Ein Dazwischen (Versuchen) kann es nichts geben. Wie heißt es so schön: **„Ein bissel schwanger geht nicht".**

Entscheiden Sie sich konkret für eine Sache und gehen Sie nicht halbherzig an Ihr Ziel heran. Erfolgreich abnehmen heißt, eine klare Entscheidung zu treffen; nur so werden Sie in der Lage sein, Ihr Wohlfühlgewicht zu erreichen.

Sie wissen jetzt, dass Sie um eine Diät nicht umherkommen, daher sollte der konkrete Satz lauten: Ich mache eine Diät und nicht...ich versuche, eine Diät zu machen. ;-)

Auf den Punkt gebracht:

Streichen Sie das Wort **„versuchen"** aus Ihrem Vokabular.

Die 72 Stunden Regel

Wenn man sich etwas vornimmt, sollte man innerhalb von 72 Stunden den ersten Schritt getan haben, da sonst die Chance nur 1 % beträgt, dass man das Vorhaben überhaupt ausführt.

Wenn Sie sich also etwas vornehmen, dann fixieren Sie es schriftlich und „machen Sie den ersten Schritt" in den folgenden **3 Tagen**, um Ihr Vorhaben zu realisieren. Nutzen Sie Ihre Motivation, etwas zu tun bzw. etwas zu verändern und schieben Sie es nicht hinaus. Wie man seine Ziele (oder das Ziel: Abnehmen) richtig schriftlich fixiert, werden wir uns später näher ansehen.

Zur Wiederholung:

Alles, was Sie nicht innerhalb von 72 Stunden begonnen haben, wird mit an Sicherheit grenzender Wahrscheinlichkeit nie umgesetzt.

Dabei müssen Sie das, was Sie tun wollen, innerhalb dieser Zeit noch nicht zu Ende bringen. Vielmehr ist der erste Schritt das Wichtigste!

IHRE AUFGABE …

3 Fragen helfen Ihnen, den ersten Schritt auch wirklich umzusetzen …

- **Wer macht was?**

- **Was muss getan werden?**

- **Bis wann muss es getan werden?**

Wenn Sie sich diese 3 Fragen beantworten, kommen Sie direkt ins Handeln. Dies gilt für Ihre privaten sowie auch Ihre beruflichen Vorhaben und Entscheidungen.

Auf den Punkt gebracht:

Beginnen Sie in den nächsten 3 Tagen mit der Smoothie-Diät!!!

Der IST-Zustand & Formeln und Co

Die IST-Aufnahme ist ein Begriff aus dem Pro-jektmanagement. Sie stellt die Phase eines Vorgehen-smodells dar, die der objektiven Ermittlung eines ak-tuellen Problems, möglichst ohne Bewertung oder Verzerrung, darstellt. Klingt bescheuert, ist aber so;-)

Bevor wir mit der Gewichtsreduktion loslegen, müssen wir wissen, **wo wir uns befinden**. Daher ist eine Analyse des IST-Zustandes relativ wichtig. Wel-che Möglichkeiten wir hier haben, erfahren Sie im nächsten Kapitel.

Formeln und Co., BMI, Formeln und Körper-Waage Nichts ist frustrierender als Kalorienzählen, Tabellen zu erstellen und irgendwelche Formeln zu benutzen, die irgendein Wissenschaftler im Labor zur Norm gemacht hat. Ich möchte gleich auf den Punkt kom-men:

Der individuelle Mensch lässt sich nicht in eine Tabelle oder in eine Formel stecken. Dennoch möchte ich Ihnen zwei gängige Maßnahmen vorstel-len.

Fangen wir an mit …

Der Body Mass Index:

Der Body Mass Index (BMI) ist eine Messzahl zur Bewertung des Gewichts. Er berechnet sich aus dem Gewicht, geteilt durch die Größe im Quadrat. Weiter unten finden Sie die korrekte Formel.

Die BMI-Formel:

$$BMI = \frac{Gewicht}{Größe^2}$$

Beispiel:

Eine Frau wiegt 78 Kilo und ist 1,66 m groß:
BMI = 78 / (1,66 * 1,66) = 28,36

Der Body Maß Index in der Kritik:

Gerade Sportler erleben mitunter Frustrierendes: Bestimmen sie ihren Body-Mass-Index (BMI), gelten sie als übergewichtig und gesundheitsgefährdet. Der Index unterscheidet nämlich nicht, ob die Kilos durch antrainierte Muskeln oder durch Fett zustande gekommen sind. Gerade bei Menschen mit viel Muskelmasse sei der BMI nicht sehr hilfreich.

Doch es mehrt sich Kritik am BMI. Nicht nur für Sportler ist er wenig aussagekräftig, bei älteren

Menschen können Wassereinlagerungen fälschlich ins Gewicht fallen. Mehr noch, auch in der Normal-bevölkerung sagt der Index weniger über Gesund-heitsrisiken aus, als lange gedacht. Denn mittlerweile gehen Experten davon aus, dass nicht die Menge, sondern die Verteilung des Körperfetts entscheidend für bestimmte Krankheitsgefahren ist.

Fazit: Der BMI-Wert ist, neben der Ergebnisver-zerrung – bei steigender Körpergröße und ähnlicher Statur – nur begrenzt anwendbar bzw. aussagefähig.

Eine Alternative zum Body Maß Index:

Für das Risiko einer Herz-Kreislauf-Erkrankung als Folge von Übergewicht ist nicht allein entscheidend, wie groß das Übergewicht ist, sondern eher, wie das Fettgewebe im Körper verteilt ist. Deshalb tritt der Body Mass Index als Indikator seit Neuestem zugun-sten des Taille-Hüfte-Quotienten (THQ) zurück.

Was ist / und wie funktioniert der Taille-Hüfte-Quotient?

Übergewicht erhöht das Risiko, diverse Her-zerkrankungen zu bekommen. Dabei kommt es al-lerdings nicht nur auf das absolute Körpergewicht an, sondern auch darauf, wo am Körper die Fettpöl-sterchen sitzen. Während der BMI sich bei Kranken und Gesunden kaum unterschied, hatten die Infarktpatienten einen deutlich höheren THQ.

Es wird umso gefährlicher, je näher sich das Fett am Herzen befindet. Im oberen Bereich des Körpers legt sich das Fett um die inneren Organe. Dieses innere oder „braune" Fett ist anders aufgebaut als das Fett, das sich auf den Hüften, dem Gesäß oder den Oberschenkeln anlagert. Besonders die Fettzellen an Bauch und Hüften produzieren Botenstoffe, die den Blutdruck und damit das Herzinfarktrisiko erhöhen. Außerdem beeinflussen sie den Stoffwechsel und können dadurch Diabetes mellitus auslösen.

Der Taille-Hüfte-Quotient berücksichtigt diesen Unterschied und ist deshalb aussagekräftiger als der BMI. Ein weiterer Vorteil: Der THQ ist, anders als der Body Mass Index, unabhängig von Alter und Geschlecht.

Und so funktioniert die THQ-Formel…

Der Taille-Hüfte-Quotient zeigt das Verhältnis von Taillenumfang zu Hüftumfang. Die Formel zur Berechnung des THQ lautet:

Taillenumfang (in cm): Hüftumfang (in cm)

Der Taillenumfang wird dabei auf Höhe des Bauchnabels gemessen, der Hüftumfang an der breitesten Stelle der Hüfte.

Beispiel:

Bei einem Taillenumfang von 110 cm und einem Hüftumfang von 96 cm ergibt sich als THQ: 110: 96 = 1,14

Die Körperwaage / richtiges Wiegen…die äußeren Umstände:

Wenn es möglich ist, sollten Sie die Waage auf einen festen Untergrund stellen, also nicht auf einen Teppich und dort auch stehen lassen. Wiegen Sie sich immer morgens nach dem Aufstehen, nach der Toilette und das ohne Kleidung. Frühstücken Sie nicht, bevor Sie sich wiegen, und trinken Sie auch noch nicht Ihren Morgenkaffee.

Nach einer festen Regel wiegen

Besonders Menschen, die Diät halten und entsprechend gespannt sind, auch noch die kleinsten Fortschritte zu sehen, tendieren dazu, sich fast täglich auf die Waage zu stellen. Machen Sie das nicht: Mal wiegen Sie ein paar Hundert Gramm mehr, mal ein paar Hundert Gramm weniger, aber die Zahlen können Ihnen schon den Tag verderben. Dabei sind sie von vielfältigen Faktoren abhängig.

Um die Demotivation zu umgehen, sollten Sie sich einen Tag pro Woche aussuchen, an dem Sie

Ihr Gewicht kontrollieren. Nehmen Sie immer den gleichen Tag, dann können Sie langfristig am besten feststellen, ob Sie langsam und stetig abnehmen.

Wenn Sie irgendwann trotz gesunder Ernährung und trotz Bewegung zunehmen, kann es daran liegen, dass Sie einen Teil Ihres Körperfetts abgebaut und Muskeln aufgebaut haben (Muskeln sind schwerer als Fett). Um sich nicht von den Zahlen auf der Waage deprimieren zu lassen, können Sie das Maßband anlegen, um sich von Ihren Fortschritten zu überzeugen. Siehe THQ Methode.

Nebenbei erwähnt: Es ist auch hilfreich, einen großen Spiegel miteinzubeziehen. Wenn Sie über ein gutes Auge verfügen, sehen Sie auch hier Ihre Fortschritte.

Ihr persönliches Wohlfühlgewicht

Ob BMI oder THQ: Diese Formeln können immer nur Tendenzen bestimmen, aber nicht die komplette Wirklichkeit widerspiegeln. Eine einfache Methode ist es, sich nur auf sein persönliches Wohlfühlgewicht zu konzentrieren und das, ohne in eine Schablone gesteckt zu werden. Daher sollte Ihr wichtigster Parameter immer Ihr persönliches Wohlfühlgewicht sein und das unabhängig von Formeln, Meinungen (Bekannten und Verwandten) und diversen Schönheitsidealen.

IHRE AUFGABE ...

Ermitteln Sie Ihren BMI-Wert!

Ermitteln Sie Ihren THQ-Wert!

Betrachten Sie diese o. g. Werte als **eine Tendenz**...nicht mehr und nicht weniger...

Ausschlaggebend ist **Ihr Wohlfühlgewicht**....

Was ist Ihr persönliches Wohlfühlgewicht?

Der SOLL-Zustand & Ziele schriftlich fixieren

Der Duden definiert den Soll-Zustand kurz und knackig mit folgenden Worten:

"Zustand, in dem sich etwas zu einer bestimmten Zeit befinden soll"

Also, im vorhergehenden Kapitel haben wir gemeinsam den Ausgangspunkt ermittelt. Jetzt ermitteln wir, wo wir hin wollen. Eine Handlung benötigt immer ein Ziel. Daher erfahren Sie im nächsten Abschnitt, wie man ein Ziel (oder auch mehrere Ziele) richtig formuliert.

Ziele schriftlich fixieren

Eine Langzeitstudie der Harvard University (USA), die regelmäßig die Werdegänge von Studienabgängern über sehr lange Zeiträume beobachtet, offenbarte ein erstaunliches Ergebnis.

83 % der Studienabgänger hatten sich keine (Lebens) Ziele für ihre Karriere gesetzt. Das durchschnittliche Einkommen dieser Gruppe lag überwiegend im normalen (unteren) Durchschnitt.

14 % der Studienabgänger hatten eine klare Ziel-

setzung für ihre Karriere, die sie jedoch nicht schriftlich fixierten. Ihr durchschittliches Einkommen lag im Schnitt dreimal so hoch wie das der ersten Gruppe. 3 % der Studienabgänger hatten eindeutige Ziele für ihre Karriere formuliert und diese auch schriftlich festgehalten. Das Resultat: Diese Studienabgänger verdienten im Schnitt zehnmal so viel wie ihre ehemaligen Studienkollegen.

Also: Ziele schriftlich festhalten ist eine persönliche Verbindlichkeit sich selbst gegenüber. Ziele schriftlich festhalten verpflichtet zum Handeln und Ziele schriftlich festhalten gibt einem eine Richtung.

Fangen Sie heute damit an und fixieren Sie Ihre persönlichen Ziele.

Umsetzung/Allgemein:

1.

Besorgen Sie sich einen richtigen Termin-/Notiz – Kalender. Bitte keinen billigen Gratis-Kalender von Ihrer Hausbank ;-), da diese Anschaffung in der Regel einmalig ist (mindestens einmal im Jahr), sollte man auf Qualität achten. Das würde beweisen, dass Sie es ernst meinen.

Ich persönlich habe sehr gute Erfahrungen gemacht mit der Firma Moleskin, die unterschiedliche Kalender und diverse Notizbüchlein im Angebot haben. Die Marke Moleskin, die es seit 1997 gibt, legt legendäre Notizbücher von Künstlern und Intellektuellen der letzten zwei Jahrhunderte neu auf, von Vincent van Gogh bis Pablo Picasso, von Ernest Hemingway bis Bruce Chatwin.

2.

Notieren Sie diverse Jahresziele, die Sie wiederum in Monatsziele und dann in Wochenziele unterteilen.

Ein simples Beispiel:

Jahresziel: 1 neues Auto

Monatsziel: (Beispiel: Januar 20XX) in diversen Anzeigeblättern suchen (eine mögliche Option).

Wochenziel / Tagesziel: Zeitung kaufen.

3.

Unterteilen Sie Ihre Ziele in: Beruf, Familie, Freunde, Hobby, usw. auf. So bekommen Sie eine solide Struktur hinein und laufen nicht Gefahr, dass Ihre Ziele zu eindimensional sind.

Beispiel „Abnehmen"

Fixieren Sie schriftlich, welches Wohlfühlgewicht (in kg) Sie erreichen möchten. Schreiben Sie auf, wann (Datum) Sie es erreichen möchten. Bleiben Sie bei Ihrem Vorhaben realistisch. Wenn Sie Ihr Ziel zu hoch stecken (10 Kilo in 2 Wochen) werden Sie wahrscheinlich scheitern und Sie verlieren die Motivation und Lust an Ihrem Ziel weiter zu arbeiten.

Umgekehrt kann ein zu lasches Ziel (2 Kilo in 8 Wochen) unter Ihrem persönlichen Level liegen und ein Handeln schnell zum Erliegen bringen.

Auf den Punkt gebracht ...

Fixeren Sie **schriftlich** Ihr Ziel (Ihr persönliches Wohlfühlgewicht).

Zusammenfassung I

Das Wort **„Diät"** bedeutet nichts anderes als: gesundes Essen, Bewegung und das Ganze mit der richtigen geistigen, spirituellen Einstellung. Alles spricht für eine „Diät", auch wenn andere das Gegenteil (die Gesellschaft) behaupten.

Der richtige Zeitpunkt mit einer Diät zu beginnen ist **„Jetzt!"** Vergessen Sie den Mythos vom richtigen Zeitpunkt. Wichtig ist vor allem, dass Sie Ihr Vorhaben innerhalb von 72 Stunden realisieren. Je länger Sie damit warten, umso höher ist die Chance, dass Sie erst gar nicht beginnen.

Damit Sie wissen, wohin Ihre Reise gehen soll, sollten Sie vorher wissen, wo Sie sich befinden (Ist-Zustand) und schriftlich festhalten (Soll-Zustand), wohin Sie möchten.

Die Maßnahmen, die zu einer erfolgreichen Gewichtsreduktion führen (später mehr), sollten Sie kontinuierlich und mit einer Portion Geduld durchziehen.

Kalkulieren Sie kommende Stagnationen (Stillstände auf der Waage) mit ein und geben Sie nicht auf.

Die Ernährung

Kommen wir zur nächsten Säule.

Eine Gewichtsreduktion steht und fällt mit der zielge-richteten Ernährung. Aber keine Angst, ich werde Ihnen in diesem Kapitel keine Standpauke halten, wie gesund Gemüse ist und dass Orangen viel Vitamin C besitzen. Nein, im Gegenteil. Ich habe das Kapitel in folgende drei Teile untergliedert:

- **Das Hormon Insulin**
- **Die negative Energiebilanz**
- **Lebendige Nahrung**

Das Hormon Insulin

Hormone spielen im Körper eine wichtige Rolle. Hormone sind nichts anderes als winzige Substanzen, die in verschiedenen Drüsen und Geweben produz-iert werden und bereits in niedriger Konzentration starke körperliche Reaktionen bewirken. Reaktionen wie: Wut, Angst, Stress, Hunger oder auch Durst. Hormone bestimmen auch das Körpergewicht, den Hauttyp und einen guten Schlaf – alle Organe ge-horchen auf das Kommando der Hormone. Sie steuern nahezu alle Lebens- und Stoffwech-selvorgänge im Körper. Ob wir uns wohlfühlen und gut aussehen, hängt von den Hormonen ab.

Zur Gewichtsreduktion interessieren uns zwei bestimmte Hormone. Das Hormon „Insulin" und das Hormon „Glukagon".

Was ist Insulin?

Insulin ist ein Hormon, das, wie auch Glukagon (der Gegenspieler von Insulin), in der Bauchspeicheldrüse (Pankreas) gebildet wird. Das Hormon Insulin wird bei Bedarf an das Blut abgegeben und löst dann unterschiedliche Wirkungen im Körper aus. Das heißt, Insulin fördert den Einstrom von Blutzucker in die Zellen, den Aufbau des Zuckerspeichers in der Leber bzw. in der Muskulatur und auch den Fettaufbau.

Beispiel: Wenn wir etwas essen, das Kohlehydrate enthält, **z. B. Brot, Nudeln, Süßigkeiten, Kartoffeln usw.**, beginnt der Blutzuckerspiegel im Körper kontinuierlich zu steigen. Kohlehydrate werden bereits im Mund, im Magen und im Dünndarm bis in ihren kleinsten Bestandteil aufgespalten – die sogenannte Glykose. Über den Dünndarm bzw. über die sogenannten Dünndarmzotten gelangt Glykose dann letztendlich in unseren Blutkreislauf.

Bedingt durch zu viel Zucker im Blut, bildet die Bauchspeicheldrüse das Hormon Insulin und stellt automatisch die Fettverbrennung ein. Das Hormon Insulin beginnt dann, den Überschuss an Glykose in die Leber und in die Muskulatur zu transportieren.

Die Leber und die Muskulatur sind in der Lage, Zucker zu speichern. Da die Speicherkapazität von Muskeln und Leber begrenzt ist, werden größere Mengen an Glukose zu Fett umgebaut und im Fettgewebe eingelagert. Insulin fördert somit die Bildung von Fett und unterdrückt, wie bereits erwähnt, gleichzeitig den Fettabbau.

Glukagon, der Gegenspieler von Insulin

Kommen wir zu Glukagon. Glukagon ist der Gegenspieler von Insulin. Das Hormon wird dann von der Bauchspeicheldrüse freigesetzt, wenn wir eine eiweißreiche Mahlzeit (Beispiel: Fleisch, Fisch, Milchprodukte) zu uns nehmen. Glukagon setzt die Fettverbrennungsmaschinerie in Gang und bewirkt somit, dass die Fettzellen ihr Fett in die Blutbahn abgeben, damit dieses von den Körperzellen zum Zwecke der Energiegewinnung verbrannt werden kann.

Des Weiteren bewirkt das Hormon Glukagon, dass überschüssiges Wasser über die Niere ausgeschieden wird. Glukagon fördert außerdem die Rückbildung der glatten Muskulatur in den Arterien, was zur Folge hat, dass das Volumen der Gefäße sich weitet. Das Ergebnis: niedriger/stabiler Blutdruck. Glukagon reduziert auch die Bildung von Cholesterin in den Körperzellen. Das bedeutet, LDL-Cholesterin („böses" Cholesterin) im Blut verringert sich, während der Anteil an HDL-Cholesterin („gutes" Cholesterin) steigt.

Zusammenfassung: Glukagon und Insulin

Die Hormone Glukagon und Insulin spielen für unseren Stoffwechsel eine wichtige Rolle. Insulin hat die Aufgabe, den Überschuss an Zucker so schnell wie möglich abzubauen und zu bündeln, bevor dieser im Körper Schaden anrichten kann. Unsere heutige, sehr kohlenhydratreiche Nahrung (vor allem Industriezucker und Weißmehl) ist für den menschlichen Organismus auf lange Sicht gesundheitsschädlich (Wassereinlagerung, Bluthochdruck, Entzündungserscheinungen, Herz- und Gefäßerkrankungen, Übergewicht) und führt über kurz oder lang zu einer Abstumpfung der Andockstellen für Insulin an den Zellen, außerdem zu Ermüdungserscheinungen in Bezug auf die Bildung von Insulin, ausgehend von der Bauchspeicheldrüse. Genannt: Insulinresistenz. In Kombination mit Bewegungsmangel kann dieser zu Diabetes mellitus Typ 2 führen.

Die Bildung von Glukagon sollte hier dominieren, weil dieses die Fettverbrennung ankurbelt, überschüssiges Wasser mithilfe der Nieren ausscheidet und das Cholesterin sowie den Blutdruck stabilisiert.

Auf den Punkt gebracht:

Wird von der Bauchspeicheldrüse ständig Insulin gebildet, wirkt das der Fettverbrennung entgegen und bewirkt des Weiteren, dass Zucker in Fett umgewandelt wird. Glukagon ist hierbei der Gegenspieler und unterstützt durch seine Anwesenheit im Körper die Fettverbrennung. Daher sollte Ihr oberstes Gebot sein, unnötige Insulinausschüttungen seitens der Bauchspeicheldrüse zu unterbinden.

Das bedeutet, wenn Sie gezielt abnehmen möchten, ist es sehr wichtig, dass Sie eine unnötige und ständige Insulinausschüttung meiden. Stattdessen sollten Sie über die richtige Auswahl an Lebensmitteln das Hormon Glukagon verstärkt zum Einsatz bringen. Das bedeutet, Ihr Speiseplan sollte aus: Fleisch, Fisch, reichlich Gemüse, Blattsalaten, Obst, Eiern, Nüssen und den richtigen Fetten bestehen.

Meiden sollten Sie vor allem Getreide – und zuckerhaltige Produkte, die eine hohe Energiedichte in Form von Kohlenhydraten besitzen und wie bereits erwähnt, die Insulinproduktion ständig in die Höhe treiben und somit eine schleichende Gewichtszunahme bewirken – oder einer Gewichtsreduktion entgegenwirken.

Negative Energiebilanz

Abnehmen ist kein Mysterium, sondern eigentlich eine simple Formel.

Die Energiemenge, die wir tagtäglich im Ruhezustand verbrauchen, bezeichnet man als Grundumsatz. Das bedeutet, unser Verdauungssystem, das Gehirn, das Herz, das Nervensystem und vor allem unsere Muskulatur verbrauchen jeden Tag Energie.

Den Grundumsatz eines Menschen kann man grob mit der sogenannten „Harris Benedict"-Formel berechnen (siehe unten). Um den tatsächlichen Grundumsatz zu bestimmen, müssen eine Anzahl von Faktoren berücksichtigt werden.

Die „Harris Benedict"-Formel

Die Berechnung des Grundumsatz ist laut der Harris-Benedict-Formel für Männer und Frauen unterschiedlich.

Daher gibt es zwei verschiedene Formeln:

Männer:

Grundumsatz [kcal/24 h] = 66,47 + 13,7 × Körpergewicht [kg] +5 × Körpergröße [cm] -6,8 × Alter [Jahre]

Frauen:

Grundumsatz [kcal/24 h] = 655,1 + 9,6 × Körpergewicht [kg] +1,8 × Körpergröße [cm] -4,7 × Alter [Jahre]

Tipp:

Googeln Sie im Internet nach der "**Harris Benedict**"-**Formel**. Dort finden Sie zahlreiche Formeln-Rechner, wo Sie nur Ihre persönlichen Kennzahlen eintragen müssen. Der Rechner ermittelt daraufhin automatisch Ihren persönlichen Grundumsatz.

Hinweis: Zusätzliche Belastungen bzw. Anstrengungen wie Sitzen, Gehen, Sport oder geistige Arbeit erhöhen natürlich den Grundumsatz. Man spricht daher vom Arbeitsumsatz. Das bedeutet: Grundumsatz plus Arbeitsumsatz ergeben den Gesamtumsatz.

Oder anders formuliert...

...nehmen wir mehr Energie in Form von Nahrung auf, als vom Gesamtumsatz her benötigt wird, ergibt sich eine positive Energiebilanz. Wir nehmen an Gewicht zu.

Essen wir nur so viel, wie der Körper für seine täglichen Leistungen benötigt, ist die Energiebilanz ausgewogen, sprich: Wir halten unser Gewicht konstant. Das heißt im Umkehrschluss: **Um abzunehmen, benötigen wir eine negative Energiebilanz.**

Dafür haben wir zwei Möglichkeiten. Entweder steigern wir den täglichen Energieverbrauch des Körpers oder wir reduzieren die Kalorienzufuhr. Im Idealfall kombinieren wir beide Strategien und erst dann, wenn wir über einen längeren Zeitraum eine negative Energiebilanz erreichen, greift unser Körper auf seine Energiereserven zurück.

Das Ergebnis: Unsere überschüssigen Pfunde schmelzen.

Muss ich also doch hungern?

Nein, denn nichts essen wäre der größte Fehler, den Sie machen können. Was passiert, wenn Sie so gut wie nichts mehr essen?

Zum einen passt sich der Körper an die extreme Situation an und fährt Ihren Stoffwechsel (Grundumsatz) nach unten. Schlecht. Des Weiteren fängt der Körper an, Muskelmasse abzubauen, um aus dem Protein der Muskulatur Zucker herzustellen.

Aber Muskeln sind die „Brennöfen" Ihres Körpers, hier wird Energie verbrannt. Je mehr Muskelmasse Sie haben, je mehr Brennöfen Ihnen also zur Verfügung stehen, desto mehr Energie wird verbraucht und umgekehrt.

Kleiner Exkurs: Die Muskulatur in unserem Körper

Unsere Muskeln im Körper haben grob gesagt zwei Aufgaben. Zum einen stützen sie unseren Körper und zum anderen halten sie uns in (ständig) Bewegung. Wer sich daher auch viel bewegt, nimmt seltener zu als träge Menschen. Denn unsere Muskeln im Körper verbrennen Energie. Das Beste: nicht nur in Bewegung, auch im Ruhezustand halten Muskeln den Grundumsatz ständig hoch. Das heißt, mehr Muskeln gleich höherer Grundumsatz. Wer zum Beispiel Krafttraining betreibt, hat es also leichter, schlank zu bleiben. Nicht nur, weil während des Kraft-Trainings mehr Kalorien verbraucht werden, sondern auch, weil jemand mit mehr Muskelmasse unterm Strich mehr Kalorien verbraucht.

Lebendige Nahrung 1

Sucht man in einer Buchhandlung nach einem Buch über „Ernährung", wird man von der riesigen Auswahl fast erschlagen. Die Anzahl der Ratgeber in Bezug auf „Ernährung" hat in den letzten 15 Jahren rapide zugenommen. Von der Vollwertkost bis hin zu der makrobiotischen Ernährung finden wir eine Fülle an Ratgebern, die alle für die richtige Ernährungsweise plädieren und versprechen, die universelle Lebensweise für den Menschen gefunden zu haben. Das Problem: Statt aufzuklären, hat die Fülle an Literatur eher das Gegenteil bewirkt, nämlich Verwirrung. Das Gleiche gilt natürlich auch für die zahlreichen Diät-Ratgeber

Zwei Beispiele:

In der Lehre von TCM, Ayurveda und der Makrobiotik spielt gekochtes Getreide eine wesentliche Rolle, was den Rohköstlern zuwider ist, weil Getreide eine schleimbildende Wirkung haben soll und nebenbei auch die Darmwände reizt.

Die Anhänger der Low Carb (bezeichnet verschiedene Diäten, bei denen der Anteil der Kohlenhydrate an der täglichen Nahrung reduziert wird) sehen im Fruchtzucker von Obst jenes Übel, wogegen die Befürworter von Rohkost (zum Beispiel Veganer) auf die Barrikaden gehen, wenn es um das Thema Fleisch

43

geht, was ein Bestandteil der Low Carb Methode ist. Die Fleischesser sagen, Fleisch sei wichtig, gerade wenn es um die nicht essentiellen Aminosäuren geht und um das Vitamin B 12, das der Mensch ja selbst nicht herstellen kann. Vegetarier kritisieren das als Propaganda der Fleischindustrie, behaupten, der Mangel sei eine Lüge und treten für eine fleischlose Ernährung ein.

Mir geht es hier nicht um richtig und falsch, um wahr oder unwahr. Ich bin auch kein Fanatiker, der alle Menschen überzeugen muss, das Patent in Sachen „Ernährung" gefunden zu haben.

Gerne esse ich hin und wieder auch eine Pizza und denke, dass auch der Genuss eine gewisse Daseins-berechtigung haben sollte. Wenn man sich aber mit allen unterschiedlichen Formen befasst, so haben alle mehr oder weniger eins gemeinsam:

"Viele plädieren für eine lebendige Nahrung..."

Denn, wir als lebendige Menschen sollten lebendige Nahrung zu uns nehmen. Künstliche Nahrung macht auf Dauer krank und verhindert, dass wir unser volles Potenzial entfalten können. Das ist keine Theorie, das ist Fakt. Daher ist es immer sinnvoll, wenn Sie gerade eine Diät machen, wenn Sie schon Ihre Ernährung umstellen, dann sollten Sie auch darauf achten, dass Sie lebendige Nahrung zu sich nehmen.

Lebendige Nahrung 2

Ich möchte Ihnen jetzt einige Nahrungsmittel vorstellen, die einer Gewichtsreduktion stark entgegenwirken können. Diese Lebensmittel verhindern nicht nur, dass Sie abnehmen, diese Lebensmittel haben generell auch negative Auswirkungen auf Ihren Körper bzw. auf Ihre Gesundheit. Wer meine anderen Bücher kennt, weiß vielleicht, dass ich ein Anhänger des Paleo Lifestyle (Steinzeiternährung) bin. Aus diesem Grund fließt in dieses Kapitel jenes Wissen mit ein, was aus der Steinzeitdiät abgeleitet ist.

In eigener Sache:

Wenn Sie Vergetarier oder Veganer sind, passen Sie die **3x3 Formel** der Smoothie Diät an Ihre persönlichen Bedürfnisse (Ansichten) an. **Das ist komplett in Ordnung.**

Meiden oder reduzieren Sie Getreideprodukte

Getreide ist in Deutschland Grundnahrungsmittel Nummer eins. Getreide ist allgegenwärtig. Ein Leben ohne Brötchen, ohne Brot, ohne Müsli, ohne Kuchen, ohne Nudeln? Für die meisten Menschen wäre dieser Gedanke unvorstellbar.

Weltweit wird Getreide gegessen und die Pflanzenfamilie ist mittlerweile ein wichtiger

Rohstofflieferant geworden. Getreide kann man in Massen anbauen, lagern, es ist in der Verarbeitung billig herzustellen und verspricht einen schnellen Energieschub. Alles spricht für das Getreide.

Getreidesorten sind:

Weizen, Roggen, Gerste, Dinkel, Grünkern, Hafer, Reis, Mais, Hirse, Buchweizen

Und dennoch ist der Anbau von Getreide gerade einmal 10.000 Jahre alt. Eine relativ kurze Zeit, denn schon vorher war der Mensch ganze 1.900.000 Jahre lang bestens ohne jedes Getreide ausgekommen. Zugegeben, anfänglich war das Getreidekorn sicherlich eine abwechslungsreiche Bereicherung für den damaligen Menschen gewesen und erst durch das Anbauen von Getreidefeldern konnte der Mensch überhaupt sesshaft werden; er gründete Siedlungen und Gruppierungen. Die Anfänge des Ackerbaus werden als landwirtschaftliche Revolution betrachtet. Allerdings hat erst der Ackerbau auch die Überbevölkerung auf der Erde ermöglicht. Und: Die Menschen wurden kleiner, Infektionen nahmen zu, Knochen und Zähne wurden brüchiger. Denn damals wie heute trägt Getreideverzehr zu einer allgemeinen Verschlechterung des Gesundheitszustandes bei.

Warum kein Getreide...?

Getreide und die Abwehrstoffe

Abgesehen davon, dass Getreide im Körper Säure bildet, ist es auch arm an Mineralien, Vitaminen und Spurenelementen. Hält man vergleichsweise Obst und Gemüse, mageres Fleisch und Nüsse dagegen, schneidet Getreide sehr schlecht ab. Deutlich wird das Ganze, wenn man sich die Kohlehydrate im Brot usw. ansieht. So ist die rein rechnerische Kohlehydratmenge etwa in Nudeln mit 23 g pro 100 g nur wenig höher als in manchen Früchten (Beispiel: Bananen 22,8 g). Betrachten wir aber die Qualität der beiden Nahrungsmittelgruppen insgesamt, wird wieder klar, dass Früchte weit besser abschneiden als Brot und Getreideprodukte.

Das größte Manko des Getreides aber sind die sogenannten **Antinährstoffe.** Pflanzen können vor ihren Feinden nicht weglaufen. Daher hat sich die Natur für ihre Pflanzen interne biologische Abwehrwaffen ausgedacht, die beim Verzehr (durch Tier oder Mensch) beim Konsumenten zu gesundheitlichen Problemen führen können. Die biologischen Abwehrmechanismen der Getreidekörner reichen von Allergenen, die die Verdauung und Nährstoffaufnahme erschweren, bis hin zu Phytinsäure, Gluten und Lektinen, die das Immunsystem nachträglich beeinflussen.

Was gegen Getreide spricht...

Getreideprodukte sind **arm an Nährstoffen** und verdrängen bei Mahlzeiten das Essen von nährstoffreichen Lebensmitteln wie Gemüse, Blattsalat und Obst.

Getreide sind **reich an Antinährstoffen wie Gluten, Lektinen und Phytinsäure.** Diese können gesundheitliche Probleme, vor allem im Verdauungstrakt, auslösen.

Getreideprodukte bestehen **überwiegend aus Kohlenhydraten und Stärke; diese kurbeln die Insulinproduktion an.** Insulin hemmt den Fettabbau und ein zu viel fördert den Fettaufbau.

IHRE AUFGABE:

Reduzieren / Streichen Sie ab heute alle Getreideprodukte aus Ihrer Ernährung. Diese wären: Brot, Brötchen, Toast, Müsli, Nudelprodukte, Reis usw. Ersetzen Sie diese durch reichlich Gemüse bzw. Blattsalat.

Buch-Tipp:

Weizenwampe: **Warum Weizen dick und krank macht /** Dr. med. William Davis

Meiden oder reduzieren Sie Milchprodukte

Milch ist in letzter Zeit zu einem umstrittenen Lebensmittel geworden. Die Anzahl der Fachbücher wie auch wissenschaftliche Ergebnisse gegen Milch häufen sich. Auch diverse Internetseiten wie z. B. milchlos.de befassen sich kritisch in Bezug auf den Verzehr von Milchprodukten. Ausgebildete Ernährungsberater wie auch die Medien schwören nach wie vor auf das tägliche Glas Milch. In den sogenannten Zivilisationsländern gilt sie als Grundnahrungsmittel, denn: „Milch ist gesund." Ist dem wirklich so?

Wie Getreide, so ist auch die Verwendung von Milch anderer Tiere als Nahrungsmittel erst ca. 10.000 Jahre alt. Der Verzehr von Milch war erst dann möglich, als der Mensch anfing, gewisse Tiere zu domestizieren (d. h., zu zähmen bzw. zu zügeln). Der Mensch kam zwei Millionen Jahre ohne Milch aus und die Milchindustrie macht fleißig Werbung, dass die Milch unverzichtbar sei. Dennoch leidet die Mehrheit der Menschen auf dieser Welt an einer Milch-Unverträglichkeit. Nicht selten klagen Menschen nach einem Glas Milch über Beschwerden wie Magenschmerzen, Krämpfe und Blähungen.

Das Weitern ist die Milch aus dem Supermarkt homogenisiert und pasteurisiert, was die Milch zu einem fast toten Produkt degradiert. Ein weiterer Punkt ist die Massentierhaltung der Kühe, wie auch der Einsatz von Wachstumshormonen und **Antibiotika**, dem die Tiere permanent ausgesetzt sind.

Viele Milchprodukte enthalten von Natur aus **Milchzucker**, was die Insulinproduktion ankurbelt, und der Fettverbrennung entgegenwirkt.

IHRE AUFGABE:

Reduzieren / meiden Sie Milchprodukte wie Milch aus dem Supermarkt. Streichen Sie aus Ihrer Liste künstliche (Früchte)Joghurts, die überwiegend aus Zucker bestehen, und machen Sie einen großen Bogen um Müller-Milch-Produkte.

Wenn unbedingt Milchprodukte dann: Rohmilch, direkt vom Bauern, Kefir, Ziegen- und / oder Schafsmilch bzw. Käse und...... **alternativ: Mandelmilch oder Kokosmilch**.

Kein (Industrie)Zucker

Zucker ist in unserer Gesellschaft allgegenwärtig, bewusst wie auch unbewusst: Zucker im Tee, Zucker im Kaffee, Zucker im Eistee, Zucker im Kuchen, Zuckeraufstriche auf dem Brötchen, Zucker in Backwaren, Zucker in Fertignahrung, Zucker in Milchprodukten, Zucker in Senf und Soßen. Mit dieser üblichen Ernährungsweise schafft es der deutsche

Durchschnittsbürger auf gut 36 kg reinen Zucker pro Jahr, was später zu Fettleibigkeit und einer langen Liste von gesundheitlichen Problemen führen kann. Dass ein Zuviel an Zucker dick macht, ist nichts Neues.

Daher halte ich mich kurz…

IHRE AUFGABE:

Reduzieren Sie ab heute (stark) Ihren Zuckerkonsum. Hierbei gilt es zu beachten, dass gerade der versteckte Zucker die größten Probleme bereitet.

Beispiel für versteckten Zucker:

Ketchup, Gewürzgurken, Fertigsuppen, diverse Kaffeemischungen, Fast Food, Früchtetee (Hipp) usw.

Lesen Sie, wenn möglich, immer die Zutatenliste des jeweiligen Lebensmittels. Alles, was mit der **Silbe - ose endet**, ist Zucker und hat im Einkaufswagen nichts zu suchen.

Zucker-Alternative:

Xylit oder Stevia

Keine Fertignahrung

Farbstoffe, Konservierungsstoffe, künstlicher Süßstoff und Fertiggerichte

Lebensmittelzusatzstoffe sind Verbindungen, die Lebensmittel zur Erzielung chemischer, physikalischer oder auch physiologischer Effekte zugegeben werden….um Struktur, Geschmack, Farbe, chemische und mikrobiologische Haltbarkeit verarbeiteter Lebensmittel, also ihren Gebrauchs- und Nährwert, zu regulieren bzw. zu stabilisieren. (Teilzitat: www.wikipedia.de)

Im Gegensatz zu normalen, natürlichen Lebensmitteln wie Tomaten, Brokkoli oder Schinken sind Lebensmittelzusatzstoffe kein Bestandteil eines Gerichtes oder Lebensmittels. Sie dienen dazu, das Nahrungsmittel geschmacklich oder farblich zu verbessern und haltbarer zu machen. Bunte Brause, braunere Saucen, haltbare Spargelsuppen, luftigere Kuchen, knusprigere Chips, cremigere Quarks mit wenig Fett; Joghurts, in denen jedes Fruchtstückchen stabil an seinem Platz bleibt...

Unser Essen soll attraktiver erscheinen und zum Kaufen animieren. Fertiggerichte sind in der Regel billig, geschmacksintensiv, einfach in der Handhabung und man kann sie lange lagern. Fertiggerichte aus dem Discounter sind in der Regel alles andere als gesund. Fertiggerichte, auch Fast Food, enthalten eine Menge an Zutaten, **die uns auf Dauer dick und krankmachen können**. Fertiggerichte sind reich an Industriezucker, Salz, künstlichen Aromastoffen, Konservierungsmitteln, Farbstoffen, Geschmacks- verstärkern und einiges mehr.

IHRE AUFGABE:

Meiden Sie Fertiggerichte aus dem Supermarkt. Diese enthalten leere Kalorien und etliche Zusatzstoffe, die gesundheitlich bedenklich sind.

Kaufen Sie überwiegend qualitativ frische Sachen, wenn möglich, auf dem Wochenmarkt.

Keine Nahrungsergänzungsmittel

Gerade in der Abnehm-Szene gibt es eine Vielzahl von Produkten, die allesamt versprechen, dass man ohne viel Mühe und Aufwand abnehmen kann, vorausgesetzt, man kauft und konsumiert Produkt X…(teilweise für viel Geld).

Ich mache es kurz: **Sparen Sie sich das Geld** und kaufen Sie davon lieber frische Qualitätslebensmittel.

Diätprodukte haben auf lange Sicht noch niemanden geholfen, dauerhaft sein Gewicht zu behalten. Um abzunehmen bzw. um sein Wohlfühlgewicht auch halten zu können, müssen Sie im Kopf eine Diät machen. **Zur Wiederholung:** Diät bedeutet, eine gesunde und ausgewogene Ernährung, ausreichend Bewegung und das Ganze gekoppelt mit einer positiven geistigen Grundhaltung.

IHRE AUFGABE:

Machen Sie einen großen Bogen um alle Diätprodukte. Wenn Sie noch welche besitzen, dann entsorgen Sie diese noch heute.

Keine puren Fruchtsäfte

Wenn möglich, meiden Sie pure Obstsäfte und machen Sie um Entsafter-Maschinen einen großen Bogen. Obst sollte man immer als Ganzes genießen und nicht nur als Saft. Saft alleine enthält isolierten Fruchtzucker und wird im Körper aufgrund der fehlenden Bestandteile wie den Ballaststoffen komplett anders verstoffwechselt. Daher wird der Fruchtzucker aus ernährungswissenschaftlicher Sicht heute auch als kritisch betrachtet.

Bei erhöhtem Verzehr von isoliertem Fruchtzucker (enthalten in Obstsäften, Honig, Back- und Süßwaren) können Beschwerden wie Blähungen, Durchfall und Bauchschmerzen auftreten. Das kommt daher, dass die Kapazität des Transportsystems, das den Nahrungsfruchtzucker aus dem

Dünndarm in den Körper transportiert, begrenzt ist. Die Grenzen liegen bei etwa 25 g je Portion bzw. 60 g je Tagesportion. Hinzu kommt, dass über 30 % der Bevölkerung unter Fruktosemalabsorption, sprich an einer Unverträglichkeit von Fruchtzucker leiden, die obendrein als solche oftmals nicht erkannt wird. Dabei ist die Fruktose-Aufnahmekapazität im Dünndarm deutlich eingeschränkt.

Des Weiteren begünstigt ein hoher Fruktoseverzehr die Gewichtszunahme. Die Triglyceridwerte des Blutes werden negativ beeinflusst und die Harnsäurewerte können ansteigen. Ein hoher Fruktoseverzehr wird mit der Entstehung des metabolischen Syndroms und, damit einhergehend, mit Bluthochdruck, Fettstoffwechselstörungen und verminderter Insulinempfindlichkeit in Verbindung gebracht. Daher genießen Sie Obst immer als Ganzes. Sollten Sie dennoch Obstsaft pur trinken wollen, dann verdünnen Sie diesen mit Wasser und genießen das Glas als Schorle.

IHRE AUFGABE:

Meiden Sie pure Fruchtsäfte. Essen Sie dafür lieber Obst als Ganzes. Trinken Sie Smoothies (dazu später mehr).

Diese Lebensmittel sollten Sie überwiegend zu sich nehmen...

Vorher in eigener Sache: Sie sollten immer im Hinterkopf behalten, dass die Qualität der Nahrungsmittel, die Sie essen, einen starken Einfluss auf Ihre **Gesundheit** bzw. auf unsere regionale **Infrastruktur** hat. Kaufen Sie, wenn machbar, Ihre Lebensmittel beim Bauern, auf dem Markt, beim Bio-Metzger, im Bio-Supermarkt, beim Fisch-Fachgeschäft und unterstützen Sie so den kleinen (Lebensmittel) Einzelhandel vor Ort.

Fleisch

Basiswissen über Fleisch

Fleisch enthält viele Nährstoffe, die vom Körper gut aufgenommen und verwertet werden können. Neben Wasser, Eisen, Zink und Vitamin B besteht Muskelfleisch mit durchschnittlich rund 22 % hauptsächlich aus Protein. Proteine (Eiweiße) sind die Baustoffe unter den Nährstoffen. Sie bestimmen, wie jede einzelne Zelle und sogar unser ganzer Körper aufgebaut ist. Jedes Gewebe, ob Haar, Muskel oder Haut wird aus Proteinen hergestellt. Fleisch ist reich an essenziellen, also lebensnotwendigen Aminosäuren (kleinste Einheit von Eiweiß) und gehört deshalb zu den Lebensmitteln mit der höchsten biologischen

Wertigkeit. Anders als Kohlehydrate sind Proteine für den Menschen lebenswichtig. Lebensmittel mit einem hohen Eiweißgehalt sind: Fleisch, Fisch, Milchprodukte, Eier und Nüsse. Man unterscheidet zwischen rotem Fleisch (z. B. Rindfleisch, Schweinefleisch, Lammfleisch, Ziegenfleisch, Kaninchenfleisch) und weißem Fleisch (z. B. Hühnerfleisch, Pute, Ente).

Tipps zum Fleischkauf:

Kaufen Sie bewusst ein. Wenn Sie billiges Fleisch aus dem Supermarkt kaufen, sollten Sie sich im Klaren darüber sein, dass das Fleisch aus guten Gründen so billig ist. **Tiere aus Massentierhaltung** werden mit dem Nötigsten an Platz, Hygiene und Viehfutter versorgt. Damit sie schneller geschlachtet werden können, werden sie vollgepumpt mit Wachstumshormonen, Antibiotika usw. **Wer jedoch das billige Fleisch kauft, unterstützt dieses System** nicht nur, sondern isst Hormone und Medikamente gleich mit. Sie tun sich also selbst einen Gefallen, wenn Sie zu Biofleisch greifen. Gleichzeitig setzen Sie so ein Zeichen gegen Massentierhaltung.

Eine weitere Möglichkeit: Kaufen Sie Biofleisch direkt vom Erzeuger. Machen Sie sich vor Ort selbst ein Bild und sprechen Sie mit dem Bauern über die Tierhaltung. Adressen hierzu gibt es mittlerweile zu Genüge im Internet.

IHRE AUFGABE:

Ergänzen Sie Ihre Mahlzeiten durch (Bio)Fleischgerichte. Achten Sie auf Qualität beim Einkaufen.

Fisch

Fisch versorgt uns mit vielen lebensnotwendigen Vitaminen und Nährstoffen (vor allem hochwertigem Eiweiß), dabei ist er meistens fettarm und leicht verdaulich. Fisch ist ein hervorragender Eiweißlieferant. Kabeljau, Scholle, aber auch Flunder und Seelachs sind in ihrer Eigenart sehr fettarm und reich an Proteinen. Mager sind auch Schellfische, Garnelen, Forelle oder Heilbutt. Nebenbei erwähnt: Mit dem Verzehr von Gemüse verbessern Sie die Wertigkeit des Eiweißes um ein Vielfaches.

Fisch kann aber noch mehr. Fische nehmen in der Regel ihre Nahrung roh zu sich. Sie essen mitunter Algen und versorgen sich somit ausreichend mit Vitaminen, Mineralstoffen, essenziellen Aminosäuren und Omega-3-Fettsäuren. Wenn man hin und wieder Fisch roh isst (z. B. als Sushi), profitiert man von den darin enthaltenen sekundären Pflanzenstoffen.

IHRE AUFGABE:

Fisch kann in der Küche eine riesige Bereicherung

sein. Fisch ist in der Regel arm an Kalorien und durch den hohen Eiweißgehalt unheimlich sättigend.

Daher erweitern Sie Ihren Speiseplan. Essen Sie ab heute mind. **2-3-mal** in der Woche Fisch.

Fischsorten können sein: **Sprotte, Heilbutt, Thunfisch, Makrele, Lachs und Hering.**

Gemüse

Gemüse bzw. Blattgemüse ist eine weitere tragende Säule in der Smoothie-Diät. Gemüse ist besonders reich an wertvollen Inhaltsstoffen, darunter lebensnotwendige Vitamine, Mineralstoffe, Ballaststoffe sowie sekundäre Pflanzenstoffe.

Mehr als 250 epidemiologische Studien haben erwiesen: Der Verzehr von Gemüse und Obst geht mit einem niedrigeren Krebsrisiko einher. Das gilt für Lunge, Mund und Rachen, Speiseröhre, Magen, Darm und Rektum sowie für die Bauchspeicheldrüse. Für weitere Krebsarten wie Blasen- oder Brustkrebs hält der World Cancer Research Fund Obst und Gemüse als risikosenkend für absolut möglich.

IHRE AUFGABE:

Essen Sie jeden Tag viel Gemüse und nach Möglichkeit roh. Achten Sie darauf, dass Sie viel Abwechslung in Ihren Speiseplan hineinbringen.

Obst

Vitamine helfen unserem Organismus, Stress, Umweltgiften und Infektionen entgegenzuwirken. Äpfel, Beeren usw. enthalten sehr viele Vitalstoffe wie Vitamine, Mineralien, Spurenelemente und sekundäre Pflanzenstoffe. Des Weiteren besitzt Obst eine Menge **Antioxidantien** gegen die sogenannten freien Radikale.

Neben Vitaminen und Mineralien besitzt Obst Fruchtzucker. In vielen Diät-Ratgebern und Abnehm-Foren im Internet wird oft vor zu viel Obst gewarnt, da Obst angeblich dick machen würde. Absoluter Blödsinn. Obst besteht zu über 80 % aus Wasser und besitzt eine sehr geringe Energiedichte, sprich Kalorien. Fruchtzucker wird im Körper komplett anders verstoffwechselt als Industriezucker und kann daher auch ohne schlechtes Gewissen genossen werden.

IHRE AUFGABE:

Essen Sie vermehrt Obst. Bringen Sie viel Abwechslung hinein und achten Sie darauf, dass Sie die jeweilige Obstsorte, (sofern machbar) immer als Ganzes (Fruchtfleisch, Schale usw.) verzehren.

Eier

Aus Eiern kann man herrliche Gerichte zaubern.

100 g Hühnerei besteht zu einem Viertel aus Eiweiß und zu 20,2 g aus Fett, wobei über die Hälfte der Fettsäuren ein bzw. mehrfach ungesättigt sind. Das Ei ist reich an Vitaminen A, D, E, K, B1, B2, B3, B5, B6, Biotin, B9 und B 12 sowie den Mineralstoffen Natrium, Kalium, Kalzium, Magnesium, Phosphor, Eisen, Zink, Kupfer, Mangan, Fluor und Jod. Das wichtigste Vitamin im Ei ist das Vitamin A und seine Vorstufe, das Pro-Vitamin A. Beide Vitamine sind wichtig für unsere Augen. Sie sorgen für die Elastizität des Auges und für eine gute Hell-Dunkel-Anpassung der Iris. Hühnereier sind nicht nur gesund, sondern generell auch ein praktisches Lebensmittel. Eier können z. B. zwanzig Tage lang ungekühlt gelagert werden, denn das Ei wird nicht nur durch die Schale, sondern auch durch Enzyme in seinem Inneren haltbar gemacht.

IHRE AUFGABE:

Das Märchen vom bösen Eier-Cholesterin gehört der Vergangenheit an. Fakt ist, Eier sind gesund und bereichern die Küche. Eier aus Käfighaltung (Kleingruppenhaltung) und Bodenhaltung sollte generell nicht gekauft werden und stehen hier auch nicht zur Debatte. Den Tieren zuliebe sollte man als Verbraucher immer zu Bio-Eiern greifen, auch wenn diese ein wenig teurer sind. Eier sind vielseitig, haben wenige Kalorien und ein typisches Eigericht kann richtig satt machen…

Kräuter und Gewürze

Allgemeinwissen zu Kräutern:

Wildkräuter sind krautige Pflanzen, die zum Verzehr geeignet und nicht züchterisch bearbeitet sind. Man findet sie auf Wiesen, Äckern und in Wäldern. Wildkräuter schenken uns seltene Vitalstoffe und wertvolle Heilsubstanzen. Viele passen gut in Salate, Suppen, Pestos und sind ideale Heilpflanzen. Aus ihnen können ohne großen Aufwand heilkräftige Tees oder Tinkturen hergestellt werden. **Das Besondere an Wildkräutern ist, dass diese Pflanzen nicht vom Menschen kultiviert wurden** und nie zur Debatte stand, sie gentechnisch zu verändern. Daher besitzen Wildkräuter noch das gesamte Spektrum an Vitalstoffen, Mineralstoffen, Spurenelementen und sekundären Pflanzenstoffen. Wildkräuter sind die reinsten Überlebenskünstler. Sie trotzen langen Dürreperioden genauso wie schlechten Bodenverhältnissen.

Von Insekten und anderen Schädlingen werden sie so gut wie nie befallen. Sogar Kunstdünger können den Wildkräutern größtenteils nichts anhaben. Wildkräuter besitzen eine sehr hohe Mineral- bzw.

Vitalstoffdichte und lassen teilweise das herkömmliche Kulturgemüse weit hinter sich.

Beispiel:

Der Kopfsalat hat einen Kaliumgehalt von ca. 224 mg pro 100 Gramm Salat. Des Weiteren 37 mg Kalzium, 11 mg Magnesium und 1,1 mg Eisen (wobei natürlich die Werte nach Bodenart, Anbaumethode und Lagerdauer variieren können).

Das Gänseblümchen (man wird es kaum glauben) hingegen weist einen Kaliumgehalt von ca. 600 mg auf. 190 mg Kalzium, 33 mg Magnesium und 2,7 mg Eisen. Das ist ein Beispiel von vielen.

Allgemeinwissen zu Gewürzen:

Gewürze sind Teile von bestimmten Pflanzen. Sie werden wegen ihres natürlichen Gehaltes an Geschmacks- und Geruchsstoffen als würzende, geschmacksgebende oder geschmacksverbessernde Zutat verwendet. Gewürze spielten im vergangenen Europa eine ebenso bedeutende wirtschaftliche und vor allem politische Rolle wie heute das Erdöl. Gewürze waren wertvoll, weil sie nicht nur zum Würzen verwendet wurden, sondern weil sie auch als Konservierungsstoffe, als Statussymbol und als Grundlage für Arzneimittel dienten. Gewürze dienen in der Naturheilkunde vor allem wegen ihrer Inhaltsstoffe auch als unterstützendes Heilmittel bei sämtlichen Zivilisationserkrankungen. Gerade in Indien, dem Ursprungsland von Ayurveda (indische Heilkunst), haben Gewürze als Heilmittel eine sehr lange Tradition.

IHRE AUFGABE:

Bereichern Sie Ihre Küche mit einer Auswahl an frischen Kräutern und Gewürzen.

Diese Kräuter sollten Sie unbedingt kennen: **Brennnesseln, Löwenzahn und Gänseblümchen**.

Diese Gewürze sollten Sie unbedingt kennen: **Zimt, Curry, Ingwer**

Getränke

Der Mensch besteht zu über 70 % aus Wasser. Wasser ist die Basis aller biologischen Vorgänge im menschlichen Organismus; es sorgt für den ständigen Austausch der Auf- und Abbauprodukte des Stoffwechsels und hält so den Körper funktionsfähig. Schon nach einem zwei- bis viertägigen Flüssigkeitsmangel kann es zur Bluteindickung und zum Kreislaufversagen kommen. Bereits ein Flüssigkeitsverlust von 10 % des Körpergewichts führt zu Desorientierung, Schwindel, Schwäche bis hin zu Bewusstlosigkeit und Nieren-und Kreislaufversagen.

Natürlich sollte Wasser immer die erste Wahl sein. Aber: Wasser ist nicht gleich Wasser! Denn hier spielt Qualität eine wichtige Rolle.

Tipp:

Kaufen Sie Wasser ohne Kohlensäure, denn Kohlensäure führt zu einer unnötigen Säurebelastung im Körper.

Kaufen sie Wasser mit wenig Mineralgehalt, denn zu viel an zugeführten Mineralien führt dazu, dass das Wasser gesättigt und nicht mehr in der Lage ist, Abbauprodukte zu binden.

Kaufen Sie Wasser wenn möglich in Glasflaschen, denn Plastikflaschen enthalten Weichmacher, die in das Wasser übergehen. Diese Plastikteilchen haben hormonähnlichen Charakter und stellen somit Gifte für den Körper dar.

Trinken Sie Leitungswasser nur dann, wenn es sich nicht umgehen lässt. Das Abkochen des Leitungswassers bringt leider nichts.

IHRE AUFGABE:

Trinken Sie ab heute überwiegend Wasser (Minimum. **1** Liter).

Meiden Sie ab heute Softdrinks wie Cola, Fanta usw. (hoher Anteil an Industriezucker).

Meiden Sie ab heute jede Art von Alkohol.

Genießen Sie Tee und Kaffee nur in Maßen.

Pflanzenöle

Pflanzenöle, wie wir sie kennen, kommen in der Natur nicht vor. Des Weiteren werden Pflanzenöle so stark und aufwendig bearbeitet, dass der angegebene Nährwert in keiner Relation steht.

Durch Erhitzen (ab etwa 130 °C, eine Temperatur, die beim Braten oft überschritten wird) von Pflanzenölen mit einem hohen Gehalt an mehrfach ungesättigten Fettsäuren, entstehen die sogenannten Transfettsäuren. Transfettsäuren, die auf lange Sicht gesundheitliche Risiken bergen und unter anderem in Nahrungsmitteln vorkommen wie **Pommes frites, Chips, Keksen, Fast Food, Teigwaren (Blätterteig) usw., gilt es generell zu meiden.**

Handelsübliche Pflanzenöle (Sonnen-, Distelöle usw.) besitzen einen sehr hohen Anteil an Omega-6-Fettsäuren, die wir im Verhältnis zu den Omega-3-Fettsäuren zu viel konsumieren, bedingt durch den hohen Verzehr von Getreideprodukten (mit hohem Anteil an Omega-6-Fettsäuren) und Fleischprodukten aus Masttierhaltung.

IHRE AUFGABE:

Ersetzen Sie alle pflanzlichen Öle durch: Butter, Kokosöl oder Palmfett.

Zusammenfassung II

Unsere Hormone...

Wird von der Bauchspeicheldrüse ständig Insulin gebildet, wirkt diese der Fettverbrennung entgegen und bewirkt des Weiteren, dass Zucker in Fett umgewandelt wird. Glukagon hierbei ist der Gegenspieler und unterstützt zusätzlich durch seine Anwesenheit im Körper die Fettverbrennung. Daher sollte Ihr oberstes Gebot sein, unnötige Insulinausschüttungen seitens der Bauchspeicheldrüse zu unterbinden.

Das bedeutet, wenn Sie gezielt abnehmen möchten, ist es sehr wichtig, dass Sie eine unnötige und ständige Insulinausschüttung meiden. Stattdessen sollten Sie über die richtige Auswahl an Lebensmitteln das Hormon Glukagon verstärkt zum Einsatz bringen.

Es steht und fällt mit der täglichen Energiebilanz...

Nehmen wir mehr Energie in Form von Nahrung auf, als vom Gesamtumsatz her benötigt wird, ergibt sich eine positive Energiebilanz. Wir nehmen an Gewicht zu.

Essen wir nur so viel, wie der Körper für seine täglichen Leistungen benötigt, ist die Energiebilanz ausgewogen, sprich: Wir halten unser Gewicht konstant.

Das heißt, um abzunehmen benötigen wir eine negative Energiebilanz.

Dafür haben Sie zwei Möglichkeiten: Entweder steigern wir den täglichen Energieverbrauch des Körpers oder wir reduzieren die Kalorienzufuhr. Im Idealfall kombinieren wir beide Strategien und erst dann, wenn wir über einen längeren Zeitraum eine negative Energiebilanz erreichen, greift unser Körper auf seine Energiereserven zurück.

Das Ergebnis:

Unsere überschüssigen Pfunde schmelzen.

Wir sind lebendige Menschen, die lebendige Nahrung benötigen. Künstliche Nahrung macht auf Dauer krank und verhindert, dass wir unser volles Potenzial entfalten können. Daher ist es sinnvoll, wenn Sie gerade eine Diät machen, bei der Sie Ihre Ernährung umstellen, dass Sie auch darauf achten, dass Sie lebendige Nahrung zu sich nehmen. Essen Sie Gemüse, Blattgemüse (Salate), Fleisch, Fisch Obst und dazu trinken Sie reichlich frisches Wasser ohne Kohlensäure.

Meiden Sie Fertignahrung aus der Tiefkühltruhe. Diese Produkte sind randvoll mit künstlichen Aromen, mit diversen Geschmacksverstärkern usw. versehen, die auf Dauer krankmachen können.

Gerade in den letzten Jahren kam es immer wieder zu Lebensmittelskandalen, die in den meisten Fällen mit Fertiggerichten in Zusammenhang gebracht wurden. Ebenso zu meiden sind dubiose (teure) Diätprodukte.

Bewegung

Kommen wir zur 3. Säule.

„Wer rastet, der rostet." Dieser Spruch mag zwar „ausgelutscht" sein, sagt aber alles darüber aus, was „Bewegung" in Verbindung mit „Gesundheit" ausmacht. **Wir Menschen besitzen einen natürlichen Bewegungsdrang, der gelebt sein möchte.** Kinder werden zappelig, wenn sie zu lange sitzen müssen, sei es in der Schule oder am Essenstisch. Erwachsene werden unruhig, wenn sie über Stunden im Auto verbringen.

Wenn Sie an Gewicht verlieren wollen, müssen Sie über den Tag verteilt eine **NEGATIVE Energiebilanz** aufweisen. Nur so ist es möglich, dass Ihre Pfunde purzeln. Wer was anderes behauptet, der lügt. Zur Wiederholung – die drei Säulen für ein erfolgreiches Abnehmen sind:

1. Die geistige Einstellung

2. Die richtige Ernährung

3. Bewegung und Fitness

Ohne Bewegung sind wir nichts! Sport, Fitness, Bewegung – man kann es nennen, wie man möchte – jede Art von körperlicher Ertüchtigung hält den Körper am Leben. Hier die wichtigsten Vorteile, die sportwissenschaftlich belegt sind:

Stärkung von Körper, Geist und Seele, Vorbeugung gegen Herz-Kreislauferkrankungen, Optimierung des Stoffwechsels, Stärkung des Immunsystems u.v.m.

Bewegung im Alltag

Jede Bewegung ist wichtig. Und jede Bewegung fängt im Alltag an. Eine amerikanische Studie der Mayo Klinik Rochester im US-Bundesstaat Minnesota legt nahe, dass die Häufigkeit ganz alltäglicher Betätigungen den Ausschlag dafür gibt, ob jemand schlank oder eher dick ist. Bereits durch sogenannte kleine Bewegungseinheiten (über den Tag verteilt) kommt es in der Summe sehr schnell zu Energieumsätzen, die bereits gesundheitsrelevante körperliche Impulse setzten. Jeder einzelne Schritt zählt. Statistiken der Bundesgesundheitsüberwachung zeigen, dass ca. 50 % der 50-jährigen Frauen und der gleichaltrigen Männer nicht einmal in der Lage sind, über drei Stockwerke Treppen zu steigen. Die Folgen des Bewegungsmangels sind hierbei abzusehen.

IHRE AUFGABE:

Nutzen Sie so wenige Transportmittel wie möglich. Ich rede von Auto, Bus, Bahn, Fahrrad, Aufzug, Rolltreppe usw. Wägen Sie ab, welche Strecken sie zu Fuß laufen können. Sei es zur Arbeit, zu Freunden oder zum Kiosk. Ist der Arbeitsplatz zu weit entfernt, dann teilen Sie die Strecke auf, parken weiter weg und gehen den Rest zu Fuß.

Nutzen Sie jede Treppe, die Ihnen unterkommt. Treppensteigen hat im Vergleich zu anderen Tätigkeiten mitunter den höchsten Kalorienverbrauch. Probieren Sie auch hierbei, z. B. zwei oder gar drei Treppenstufen auf einmal zu nehmen.

Verändern Sie das Tempo beim Laufen oder wenn Sie Treppensteigen. Das bedeutet, legen Sie auf dem Weg zur Post einen kurzen Sprint hin. Stellen Sie sich dabei vor, ein Säbelzahntiger wäre Ihnen dicht auf den Fersen ;-). Mit gelegentlichen Sprints halten Sie Ihren Stoffwechsel und Ihr Herzkreislaufsystem auf Trab.

Gartenarbeit: Nicht nur für den Körper ist die Gartenarbeit an der frischen Luft eine regelrechte Wohltat, sondern auch für den Geist, denn die Düfte und Farben von Blumen und Pflanzen regen die Sinne an.

Erkunden Sie Ihren Wohnort zu Fuß: Laufen Sie Wege, die Sie nicht kennen. Variieren Sie den Schwierigkeitsgrad, indem Sie Wege mit Steintreppen nutzen oder gar mit einer Steigung.

Einkaufen mit Ballast: Gehen Sie zu Fuß einkaufen. Schnappen Sie sich einen (ordentlichen) Rucksack, verstauen Sie darin Ihre Lebensmittel und laufen Sie mit dem so erhöhten Körpergewicht nach Hause. Wahlweise können Sie auch hierbei das Tempo variieren.

Die eben aufgezählten Tipps mögen banal klingen, aber Bewegung im Alltag ist nun mal keine komplizierte Sache. In Bezug auf Ihre Fantasie sind Ihnen keine Grenzen gesetzt. Wichtig hierbei ist nur, dass Sie aktiv werden und auch bleiben.

Trainieren in einem Fitnessstudio

Generell spricht nichts dagegen, in ein Fitnessstudio einzutreten, um z. B. seine überflüssigen Pfunde loszuwerden. Erwägt man diesen Weg, sollte man vorher einige Ratschläge beherzigen, um auch sicher zu sein, dass man das richtige Studio für sich gefunden hat. Fitness-Studios bieten einige Vorteile: Man kann bei jedem Wetter trainieren und man findet in der Regel professionelle Hilfe, gerade dann, wenn man ein absoluter Laie ist. Des Weiteren findet man in den Studios viele Gleichgesinnte, denen man sich anschließen kann.

Möchte man einem Fitness-Studio beitreten, empfehle ich folgende **Checkliste:**

1.

Bevor man sich für ein Fitness-Studio entscheidet, sollte man immer ein Probetraining vereinbaren. Dieser Termin ist in der Regel kostenfrei. So bekommt man hier mindestens einen ersten Eindruck vom Studio, denn dieser ist bekanntlich der wichtigste.

2.

Eine persönliche Atmosphäre ist in einem Fitness-Studio wichtig. Folgende Fragen sollte man sich stellen: Hat man das Gefühl, ernst genommen zu werden oder nicht? Ist der Trainer sympathisch oder eher arrogant und selbstgefällig? Macht das Studio einen sauberen Eindruck? Wie hoch ist das Durchschnittsalter der Teilnehmer? Gibt es ausreichend Parkplätze? Wie ist das Kursangebot?

Und...

...der personelle und gerätetechnische Standard des Studios sollte den Bestimmungen des TÜV für gesundheitsorientierte Fitness-Anlagen genügen. Wenn besonders die Behandlung von gesundheitlichen Problemen im Vordergrund steht, sollte man auf das DVSF-Siegel (steht für: Deutscher Verband der Sportärzte in Sport-, Fitness- und Freizeitanlagen e. V.) achten. Dieses ist in der Regel im örtlichen Studio gut ausgeschildert.

3.

Ein Trainingserfolg steht und fällt mit einem Trainer. Wichtig ist, dass der Trainer eine solide Ausbildung besitzt. Gerade in dieser Hinsicht solle man keine Hemmungen haben und direkt nach der Kompetenz fragen. Viele Studios stellen nur Sportlehrer ein oder Trainer mit einer anerkannten Trainer-Lizenz. Des Weiteren ist es wichtig, dass man einen individuellen Plan (abgestimmt auf das Ziel) bekommt und dass dieser auch in einer (oder mehreren) Einzelsitzungen abgearbeitet wird. Auch wichtig ist eine regelmäßige

Betreuung inklusive Zielkontrolle.

4.

Viele Fitness-Studios bieten auch eine Kinderbetreuung an. Es lohnt sich dann auf jeden Fall, gezielt nach einer Kinderbetreuung zu fragen.

5.

Hat man sich für ein Studio entschieden, sollte man unbedingt den Vertrag aufmerksam durchlesen. Welche Leistungen sind im Beitrag mit inbegriffen? Darf ich die Sauna bzw. den Wellnessbereich kostenlos benutzen? Ist die Kinderbetreuung inklusive? Wie lange muss man sich maximal binden? Gibt es eine Aufnahmegebühr? Wie sieht es mit der Kündigung aus?

Bei der Entscheidung, welches Fitness-Studio in Betracht kommt, sollte man sich Zeit lassen. Vergleichen lohnt sich immer und ein Probetraining bei mindestens drei Fitnessstudios (wenn möglich) wäre vor Vertragsabschluss von Vorteil.

Sport und Vereine

Sport und Bewegung sind auch möglich, indem man sich vor Ort in einem (Sport)Verein seiner Wahl anmeldet. Ein Verein erzeugt eine gewisse Gruppendynamik, ist in der Regel nicht teuer und man trifft Gleichgesinnte, um Erfahrungen auszutauschen.

Um den passenden Verein zu finden, reicht die Suchmaschine Google aus. Viele Vereine sind mittlerweile mit einer Webseite im Internet präsent.

Zusammenfassung III

Wenn Sie an Gewicht verlieren wollen, müssen Sie über den Tag verteilt eine **NEGATIVE Energiebilanz** aufweisen. Nur so ist es möglich, dass Ihre Pfunde purzeln.

Bewegung, in welcher Form auch immer (vermehrte Alltagsbewegungen, Fitnessstudio, Verein(e)) unterstützt ihr Vorhaben abzunehmen, macht Sie generell fitter und reduziert das Risiko, dass Sie auf lange Sicht gesehen an einer Zivilisationserkrankung erkranken.

Die Smoothie-Diät Teil I

Bevor wir tiefer in die Materie der **Smoothie-Diät (inkl. 3x3 Formel)** eintauchen, möchte ich Ihnen ein wenig Basiswissen über Smoothies vermitteln.

Was ist ein Smoothie?

Wikipedia bringt es auf den Punkt:

Smoothies (engl.: smooth = „fein, gleichmäßig, cremig") sind sogenannte Ganzfruchtgetränke. Sie werden zunehmend als Convenience-Produkte verkauft. Im Gegensatz zu herkömmlichen Fruchtsäften wird bei Smoothies die ganze Frucht bis auf die Schale und Kerne verarbeitet. Basis der Smoothies ist somit das Fruchtmark oder Fruchtpüree, das je nach Rezept mit Säften gemischt wird, um eine cremige und sämige Konsistenz zu erhalten.
Man unterscheidet hierbei zwischen gekauften und selbst gemachten Smoothies.

Der gekaufte Smoothie:

Die Bezeichnung Smoothie ist rechtlich nicht geschützt. Das bedeutet, es darf also so ziemlich alles als Smoothie bezeichnet werden, das irgendwelche Inhaltsstoffe enthält, die nach dem jetzigen Lebensmittelrecht zugelassen sind. Dennoch, die Obst- und/oder Gemüsesorten, die auf dem Etikett abgebildet sind, müssen im Smoothie enthalten sein. Wer also wissen möchte, was er da zu sich nimmt, sollte immer einen Blick auf das Etikett werfen.

Nachteile eines gekauften Smoothies:

Es gibt fertige Smoothies, die aus Saft bzw. Konzentrat hergestellt werden, diese unterscheiden sich nicht wirklich von einem normalen Fruchtsaft. Auch werden **viele Smoothies mit Zucker bzw. Zuckerersatzstoffen (Aspartam), diversen Aromastoffen, Farbstoffen und Konservierungsstoffen usw. versehen.** Gerade die wichtigsten Bestandteile einer Frucht, nämlich die Schale, der Kern und das Fruchtfleisch, fehlen in einem gekauften Smoothie. Gerade in den sekundären Pflanzenteilen sind aber die meisten Vitamine und Vitalstoffe enthalten. Ein weiterer Nachteil ist, dass Ballaststoffe fehlen. Ballaststoffe bewirken im Körper ein natürliches Sättigungsgefühl, was durchaus von Vorteil sein kann. Des Weiteren sind gekaufte Smoothies den reinen Fruchtsäften sehr ähnlich und haben zur Folge, dass sie den Insulinspiegel sehr stark in die Höhe treiben.

Ein weiterer Nachteil von reinem Fruchtzucker ist der, dass bei erhöhtem Verzehr von isoliertem Fruchtzucker (enthalten in Obstsäften, Honig, Back- und Süßwaren) Beschwerden wie Blähungen, Durchfall und Bauchschmerzen auftreten können. Das kommt daher, dass die Kapazität des Transportsystems, das den Nahrungsfruchtzucker aus dem Dünndarm in den Körper transportiert, begrenzt ist. Die Grenzen liegen bei etwa 25 g je Portion bzw. 60 g je Tagesportion. Hinzu kommt, dass über 30 % der Bevölkerung unter Fruktosemalabsorption, sprich an einer Unverträglichkeit von Fruchtzucker, leiden, die obendrein als solche oftmals nicht erkannt wird. Dabei ist die Fruktose-Aufnahmekapazität im Dünndarm deutlich eingeschränkt.

Des Weiteren begünstigt ein hoher Fruktoseverzehr die Gewichtszunahme. Die Triglyceridwerte des Blutes werden negativ beeinflusst und die Harnsäurewerte können ansteigen. Ein hoher Fruktoseverzehr wird mit der Entstehung des metabolischen Syndroms und, damit einhergehend, mit Bluthochdruck, Fettstoffwechselstörungen und verminderter Insulinempfindlichkeit in Verbindung gebracht.

Aufgrund der zahlreichen Nachteile eines gekauften Smoothies legen wir den Schwerpunkt auf **"selbst gemacht"**.

Der selbstgemachte Smoothie

Man kann zwischen einem reinen **Obst-Smoothie und einem grünen Smoothie** unterscheiden. Während der Obst-Smoothie, wie es der Name schon sagt, nur aus Obst besteht, beinhaltet der grüne Smoothie auch Blattgemüse.

Der grüne Smoothie

Wie bereits erwähnt, gibt es Smoothies nicht nur mit Obst, sondern auch mit Blattgemüse (Feldsalat, Rucola, Kopfsalat usw.). Diese Art von Smoothies nennt man grüne Smoothies. Grüne Smoothies wurden von der gebürtigen Russin Victoria Boutenko (wieder)entdeckt, die heute mit ihrer Familie in den USA lebt. Hierbei werden diverse Obstsorten mit diversen Blattgemüsen in den Mixer gegeben.

Acht Vorzüge von (grünen) Smoothies:

1.
Grüne Smoothies sind außerordentlich nahrhaft.

2.
Grüne Smoothies sind leicht verdaulich. Vor allem für Anfänger geeignet oder generell für Menschen mit einer empfindlichen Verdauung.

3.

Grüne Smoothies stellen (können) eine vollwertige Nahrung dar (sein). Bedingt durch den hohen Anteil an Ballaststoffen ist ein Smoothie stark sättigend.

4.

Grüne Smoothies sind reich an **Chlorophyll.**

5.

Grüne Smoothies sind leicht herzustellen. Im Gegensatz dazu ist das Entsaften von Blattgemüse, Grüngemüse und Obst zeitraubend, teuer, nervig und mit einer Menge Schmutzarbeit verbunden. Mit einem guten Mixer können Sie ganze Früchte + Blattsalat hineingeben und innerhalb von Sekunden haben Sie einen leckeren Smoothie.

6.

Grüne Smoothies werden von Kindern jeden Alters geschätzt und geliebt. Mit Smoothies (mit Blattgemüse oder ohne) haben Sie eine tolle Möglichkeit, den Speiseplan von Kindern zu bereichern.

7.

Der regelmäßige Konsum grüner Smoothies ist eine gute Methode, regelmäßig Grünkost zu sich zu nehmen.

8.

(Grüne) Smoothies sind reich an natürlichen Vitaminen, Mineralien und Spurenelementen.

Der Nährstoffgehalt wie auch der Sättigungsgrad ist bei einem grünen Smoothie höher als bei einem reinen Obst-Smoothie. Daher legen wir den Schwerpunkt auch auf die grünen Smoothies.

Wer einen Smoothie machen möchte, benötigt dafür einen **richtigen Mixer.** Auf was Sie achten sollten, erfahren Sie im nächsten Kapitel.

Der Smoothie-Mixer

Eine einfache Zubereitung eines Smoothies steht und fällt mit dem richtigen Mixer.

Vorab: ein Billig-Mixer für unter 20 Euro kommt generell nicht infrage.

Der Grund: Geht schnell kaputt, das Fassungsvermögen ist zu gering und die Wattzahl ist viel zu wenig. Also, Finger weg.

Aber der Reihe nach…

Man unterscheidet im Handel zwischen **Stab- und Standmixern.** Für Smoothies sind Stabmixer weniger geeignet, da auch hier die Wattleistung zu gering ist und das Obst bzw. das Blattgemüse nicht optimal zerkleinert werden kann.

Einen guten Standmixer kann man in viele Einzelteile zerlegen, was das Reinigen nach dem Gebrauch wesentlich erleichtert.

Nicht zu unterschätzen ist die Wattzahl. Die Wattzahl drückt die Power des Mixers aus. Da in der Regel die Smoothies mit Schale und Kerne gemacht werden, ist hier eine hohe Wattzahl unerlässlich. Bei einer zu geringen Leistung findet man nach dem Mixen oft noch Klumpen, die den Genuss schmälern. Eine Wattzahl von **750-800 Watt** aufwärts macht auf jeden Fall Sinn und sollte auch nicht unterschritten werden.

Der Preis für einen guten Mixer liegt zwischen 80 und 100,- Euro. Mag zunächst viel klingen, aber ist in Bezug auf die Gesundheit ihrer Kinder/Familie eine lohnenswerte Investition.

Mythos: „Obst / Smoothies macht dick"

Leider hält sich noch immer wacker der Mythos, dass ein zu viel an Obst dick machen würde. Das kommt daher, dass immer noch viele Ernährungsberater Obst ausschließlich mit dem Glykämischen Index bewerten.

Was ist eigentlich der Glykämische Index?

Der **Glykämische Index (GI)** ist eine Maßeinheit zur Bestimmung der Wirkung eines kohlehydratehaltigen Lebensmittels auf den Blutzuckerspiegel. Je höher der Wert, desto stärker steigt der Blutzuckerspiegel bei Verzehr des Lebensmittels an.

Kohlehydratehaltige Lebensmittel, die einen schnellen und starken Blutzuckeranstieg auslösen, haben einen hohen Glykämischen Index. Die blutzuckersteigernde Wirkung von Glukose/Traubenzucker dient hierfür als Maßstab und hat den Wert 100. Das bedeutet, dass ein Lebensmittel mit einem Glykämischen Index von 50 den Blutzuckeranstieg nur zur Hälfte ansteigen lässt. Lebensmittel, nach deren Verzehr sich der Blutzuckerspiegel geringfügig erhöht, haben einen niedrigen Glykämischen Index.

Was bedeutet das für die Praxis?

Lebensmittel mit sehr schnell verdaulichen Kohlehydraten zeigen nach dem Verzehr eine typische Blutzuckerkurve. Der Blutzucker steigt in kurzer Zeit stark an, danach fällt er rasch wieder ab. Das Problem dabei: Er fällt sogar unter den ursprünglichen Wert. Dies führt dazu, dass man schnell wieder Hunger hat, obwohl man gerade erst viel Energie zu sich genommen hat.

Eine solche Wirkung zeigt z. B. Schokolade oder Weißbrot. Im Gegensatz dazu steigt bei Lebensmitteln mit langsam verdaulichen Kohlehydraten der Blutzuckerspiegel nicht ganz so rasch an und fällt auch langsamer wieder auf das Ausgangsniveau zurück. Ein solches Verhalten zeigt sich z. B. bei einigen Gemüsesorten. Der Vorteil: **Man ist viel länger satt, gleichzeitig schüttet die Bauchspeicheldrüse nicht so viel Insulin aus.**

Glykämischer Index von einigen Lebensmitteln (Auszug):

Glukose (Traubenzucker): 100

Bratkartoffeln: 95

Pommes frites: 90

Schnellkochreis: 85

Reispudding 85

Coca-Cola, Limonade 80

Zucker 70

Teigwaren, Ravioli 70

Wassermelone 72

Banane: 60

Weiße Spaghetti, weichgekocht: 55

Orangensaft : 45

Frische Erbsen: 40

Vollkorngetreideflocken ohne Zucker: 40

Apfel, Birne: 35

Kidneybohnen: 30

Rohe Karotten: 30

Milchprodukte: 30

Trockenbohnen: 30

Braune/gelbe Linsen: 30

Kichererbsen: 30

Leider ist der Glykämische Index in Bezug auf einige Lebensmittel ziemlich irreführend. Gerade viele Obstsorten werden durch den GI als Dickmacher abgestempelt, was so aber nicht stimmt. Daher ist die Glykämische Last ausschlaggebender.

Was ist die Glykämische Last?

Die Glykämische Last ist die Weiterentwicklung des Glykämischen Index. Bei der Glykämischen Last wird außer dem Glykämischen Index berücksichtigt, wie viele Kohlehydrate in einem Nahrungsmittel enthalten sind. Das ist ein wichtiger Punkt, der unbedingt berücksichtigt werden muss. Da gelten Melonen, Karotten und Bananen als Lebensmittel mit einem hohen Glykämischen Index und werden somit als Dickmacher verpönt. Berechnet man diese Lebensmittel aber nach der Glykämischen Last, sieht alles ganz anders aus.

Was ist genau der Unterschied?

Bei der Glykämischen Last werden der Glykämische Index und die Menge der Kohlehydrate je 100 g Nahrungsmittel miteinander verrechnet. Die Formel lautet:

GI/100 x KH = GL

Ein Beispiel:

Vergleichen wir den Glykämischen Index und die Glykämische Last von Wassermelone und Weißbrot.

Beim Glykämischen Index haben beide Nahrungsmittel einen Wert von +/- 70. Daraus könnte man schließen, dass beide Lebensmittel gleich ungesund sind. Aus der natürlichen Melone wird plötzlich ein Dickmacher. Fakt ist aber, die Wassermelone hat deutlich weniger Kohlehydrate als das Weißbrot. Man

muss also viel mehr Melone essen, um 100 g Kohlehydrate durch Melone zu bekommen als durch
Weißbrot.

Kohlehydratgehalt von Melone: 8 g auf 100 g. Kohlehydratgehalt von Weißbrot: 47,8 g auf 100 g.

Daraus ergeben sich folgende Berechnungen der
Glykämischen Last:

Wassermelone: 70/100 x 8 = 5,6 GL Weißbrot:
70/100 x 47,8 = 33,46 GL

Von Wassermelonen kann man also sechs Mal so viel
essen wie von Weißbrot, um den gleichen Effekt hinsichtlich des Blutzuckerspiegels zu erreichen. Dadurch werden die Wassermelonen wieder zu einem
„gesunden" Lebensmittel und stehen nicht mehr auf
einer Stufe mit Weißbrot.

Smoothie Anfänger-Fehler

Ich möchte kurz erläutern, welchen Fehler immer wieder gemacht werden, wenn es um Smoothies / Rohkost geht.

Von heut auf morgen nur Smoothies / Rohkost

Zu merken, dass eine Veränderung im eigenen Essverhalten stattfinden muss, ist ein großer und wichtiger Schritt in ein neues Leben. Eine vollwertige bzw. natürliche Wahl der Lebensmittel ist die Grundbasis für ein gesundes und energiereiches Leben. Ich erlebe es sehr oft, dass Menschen, die ihre Essgewohnheiten ändern möchten, häufig in Extreme übergehen. Gestern gab es überwiegend Fast-Food, heute nur noch Rohkost zu essen.

Ist diese extreme Umstellung gut?

Nein, für den Körper (Verdauungstrakt) wäre das so, als würde ich einem schlafenden Menschen mit voller Wucht, einen nassen Waschlappen ins Gesicht werfen. Der Körper, der vorher mit minderwertiger Nahrung abgespeist wurde, hat sich durch seine Biochemie (Enzyme, Hormone usw.) seiner täglichen Nahrung angepasst. Wenn ich dem Körper von heute auf morgen Rohkost / Smoothies zu essen / trinken gebe, wird er sich wehren. Magenschmerzen, Blähungen, geblähter Bauch usw. sind keine Seltenheit. Wer so eine Erfahrung gemacht hat, rudert wieder zurück und sagt sich selber: „Rohkost? Das ist nichts für mich". Richtig? Falsch!

Also, wenn Sie anfangen wollen, sich mit natürlichen Lebensmitteln zu ernähren, sei es in Form von Rohkost-Gerichte oder Smoothies, dann machen Sie das in kleinen Schritten. Fangen Sie mit einem Glas Smoothie an und halten Sie Ihren selbstgemachten Smoothie so einfach wie möglich. Zu Anfang zwei Obstsorten (für ein Obst-Smoothie). Wenn Sie merken wie Ihr Körper positiv darauf reagiert, können Sie dementsprechend die Anzahl der Rohkost / Smoothie Gerichte nach oben oder evtl. nach unten variieren.

Die Smoothie Diät mit der 3x3 Formel ist so aufgebaut, das wir den Körper, Schritt für Schritt an Rohkost heranführen.

Die Smoothie-Diät / 3x3 Formel Teil II

Wir wissen, dass ein Zuviel an Insulin (Hormon) im Körper die Fetteinlagerung begünstigt. Wir wissen auch, dass wir an Gewicht verlieren, wenn wir am Ende des Tages eine negative Energiebilanz aufweisen können.

Wir haben erfahren, dass die Auswahl an Lebensmitteln ein wichtiger Faktor in Sachen Gesundheit ist. Daher sollte der Schwerpunkt der täglichen Nahrungsaufnahme immer auf frischen Lebensmitteln liegen und weniger auf billigen Fertiggerichten oder Fast-Food.

Und genau diese einzelnen Punkte vereint ein selbst gemachter Smoothie.

Sprich:

Smoothies enthalten den Inhalt der ganzen Frucht (Kerne, Schale, Fruchtmark inklusive sekundärer Pflanzenstoffe), inklusive der für den Darm so wichtigen Ballast- oder besser gesagt Faserstoffe, die für eine längere Sättigung verantwortlich sind. Daher haben die Smoothies den großartigen Vorteil, dass die Insulinproduktion zwar vorhanden ist, aber nicht in dem Maße außer Kontrolle gerät, wie wenn wir reinen Apfelsaft trinken würden.

Des Weiteren haben selbst gemachte Smoothies eine niedrige Kaloriendichte, sodass es uns leichter fällt, am Ende eines Tages eine negative Energiebilanz zu erreichen.

Hinzu kommt, dass Smoothies in ihren gesamten Bestandteilen (Aufbau) aus lebendigen Lebensmitteln bestehen und in der Lage sind, eine ganze Mahlzeit zu ersetzten.

Die Smoothie Diät ist ziemlich einfach aufgebaut.

Die Dauer der Smoothie-Diät mit der 3x3 Formel: 6 Wochen.

Die 3x 3 Formel bezieht sich auf die Anzahl der Smoothies, die innerhalb einer Woche getrunken werden. Das bedeutet, dass die Anzahl der Smoothies Tag für Tag zunimmt, ihren Höhepunkt mit 3 Smoothies am Tag erreicht und dann in den darauffolgenden Tagen kontinuierlich abnimmt. (Beispiel kommt :-)

Am Ende der Woche haben wir dann jeweils zwei Besonderheiten. Das eine ist: **„Dinner Cancelling"
und „der Loser-Tag".**

Wichtig: Fragen, die ins Detail gehen, finden Sie im Kapitel: „Fragen und Antworten".

Was ist Dinner Cancelling? (Kurz-Fasten)

Dinner Cancelling bezeichnet eine Ernährungsweise, bei der man ab einer bestimmten Uhrzeit auf Essen verzichtet. Es wird überwiegend **auf die Mahlzeit am Abend verzichtet.**

Wer öfter eine Mahlzeit ausfallen lässt, lebt einer US-Studie zufolge länger und kann sich somit vor Stress und Krankheiten wie z. B. Diabetes schützen. Kurzes Fasten stimuliert die Reparaturmechanismen im Körper und verlangsamt den Alterungsprozess. Des Weiteren geht Fasten mit der Senkung von Blutzucker, Insulin sowie des Blutdrucks und der Blutfette einher. Fasten reduziert auch die Stresshormone Adrenalin und Kortisol, wenn das Ganze innerhalb eines gesunden Rahmens stattfindet.

Daher lassen Sie ab und zu in der Woche (spontan) eine ganze Mahlzeit weg oder essen einen ganzen Tag gar nichts. Man beachte: **Wir reden hier vom Kurz-Fasten bzw. vom Weglassen einer Mahlzeit bzw. vom Fasten, das auf einen Tag begrenzt ist.** Längeres Fasten, was häufig in der Naturheilkunde Anwendung findet, sollte man immer in Betreuung eines Arztes oder eines Heilpraktikers durchführen. Des Weiteren kann ein längeres Fasten in Bezug auf das Abnehmen eher kontraproduktiv sein.

Der Loser-Tag

Gerade in der Abnehm-Phase, bzw. in jener Phase, wo man seinen eigenen Körper auf eine andere Art von Ernährung einstellen möchte, kann es hin und wieder vorkommen, dass man in sein altes Ernährungsmuster zurückfällt. Um dies zu verhindern, sollten Sie sich einen Tage in der Woche raussuchen, wo Sie über die Stränge schlagen dürfen.

So verhindern Sie, dass Sie vorzeitig aufgeben. Ernährungsmuster zu verändern, benötigt Zeit und diese Zeit sollten Sie Ihrem Körper auch geben.

Sie werden merken, dass durch die Ernährungsumstellung, das Verlangen nach Industrie-Zucker und **Getreide mit der Zeit abflachen wird** und der Heißhunger weniger wird. Dann kann es passieren, dass ein Loser-Tag in Zukunft nicht mehr notwendig ist.

Deswegen: <u>Geben Sie nicht auf und geben Sie Ihrem Körper Zeit, sich an die neuen, veränderten Lebensumstände anzupassen.</u>

Praxisbeispiel:

Woche 1 bis Woche 6

Tag 1

Frühstück: **(1)** Obst-Smoothie / Mittagessen: To Do / Abendessen: To Do

Tag 2

Frühstück: **(2)** Obst-Smoothie / mittags: Grüner Smoothie / Abendessen: To Do

Tag 3

Frühstück: **(3)** Obst-Smoothie / mittags: Grüner Smoothie / Abendessen: Grüner Smoothie

Tag 4

Frühstück: **(2)** Obst-Smoothie / mittags: Grüner Smoothie / Abendessen: To Do

Tag 5

Frühstück: **(1)** Obst- Smoothie / mittags: To Do / Abendessen: To Do

Tag 6

Frühstück: To Do / mittags: To Do/ Abendessen: Fasten

Tag 7

Loser-Tag ;-)

Fragen und Antworten

Wie viele Kilos kann man mit der Smoothie-Diät abnehmen?

Diese Frage ist nicht einfach zu beantworten, da viele Faktoren (Geschlecht, Alter, Diät-Vorgeschichte, evtl. Krankheiten, Motivation usw.) eine wichtige Rolle spielen. Eine grobe Faustregel wäre: Zwischen **4 und 6 Kilo in einem Monat** sind möglich.

Nur 3 bis 5 Kilo im Monat? Ich habe gelesen, dass andere innerhalb sehr kurzer Zeit nur durch das Trinken von Smoothies sehr viel an Gewicht verloren haben. Wie ist das möglich?

Man muss einiges beachten. Die Körperwaage zeigt immer nur das Gesamtgewicht an. Wenn wir an Körpergewicht verlieren, stellt sich zu allererst die Frage, was ich abgenommen habe.

Fett? Wasser? Muskeln?

Daher ist das, was uns die Körperwaage anzeigt, erst einmal relativ. **Fakt ist, dass man am Anfang einer Diät zu allererst sehr viel Wasser verliert.** Allein das kann schon einige Kilos ausmachen. Mache ich eine Crash-Diät, verliert man auch wertvolles Muskelgewebe, was sich immer positiv auf eine Körperwaage bemerkbar macht. Daher ist die Aussage: „10 bis 15 Kilo in 4 Wochen" immer mit Vorsicht zu genießen.

Warum kann ich nicht jeden Tag nur Smoothies trinken?

Würden Sie jeden Tag nur Smoothies trinken, käme dies einer Crash-Diät ziemlich nahe. Sie würden anfänglich sicherlich Erfolge erzielen, aber der berüchtigte Jo-Jo-Effekt würde Sie irgendwann wieder einholen. Des Weiteren **besteht die Gefahr, dass Sie statt Fett Muskeln verlieren** und mittlerweile wissen Sie, dass unsere Muskulatur maßgebend ist für einen stabilen Grundumsatz (Stoffwechsel).

Versuche mit verschiedenen Probanden haben gezeigt, dass diejenigen, die eine einseitige Crash Diät machten, im Vergleich zu jenen, die eine ausgewogene, eiweißhaltige Ernährung zu sich nahmen, unterm Strich am Ende zwar annährend das gleiche an Gewicht verloren, aber die Teilnehmer der Crashdiät, mehr Muskeln statt Fett verloren hatten.
Siehe hier "Link"

Was sind die "To Do"?

"To Do" sind die Lebensmittel, die Sie während der Abnehmphase vorranging essen sollten. Siehe Kapitel: **"Lebendige Nahrungsmittel 2"**.

Sprich:

Reichlich Gemüse, Fleisch, reichlich Blattsalat, Fisch, Obst (wird ersetzt durch Smoothies), Eier, Kräuter, Gewürze, Öle und unter Vorbehalt Milchprodukte (Schafkäse, Ziegenkäse, Kefir, Ayran und Bio-Milch direkt vom Bauern).

Hinweis: Die Gruppe der hier aufgezählten Lebensmittel kommen in Bezug auf mögliche Koch-Rezepte den Prinzipien der Steinzeitdiät bzw. der Low Carb-Bewegung ziemlich nahe. Am Ende dieses Buches finden Sie eine Reihe an weiterführender Literatur bzw. Links zu Webseiten, die Ihnen eine Inspiration hinsichtlich möglicher Rezepte geben soll.

Darf ich Zwischenmahlzeiten zu mir nehmen?

Hierzu gibt es in den zahlreichen Diät-Büchern unterschiedliche Ansichten. Einige Vertreter der 6-Mahlzeiten-Theorie argumentieren, dass durch die Anzahl (6 Stück) der Mahlzeiten, der Stoffwechsel angeregt wird und man damit das Abnehmen beschleunigen würde.

Ich persönlich halte dagegen. Das Problem ist folgendermaßen: Wenn ich zwischen den Hauptmahlzeiten esse, stimuliere ich (mal mehr, mal weniger) immer die Insulinproduktion. Wie wir bereits wissen, blockiert das Hormon Insulin die Fettverbrennung im Gegensatz zu Glukagon, was die Fettverbrennung ankurbelt.

Meine Erfahrung hat gezeigt, dass man in der Abnehmphase auf diverse Zwischenmahlzeiten verzichten sollte. Daher empfehle ich Ihnen, die Zahl von drei Mahlzeiten einzuhalten, wenn Sie Erfolg haben möchten.

Ich bin Veganer/Vegetarier; wie sieht hier die Smoothie-Diät aus?

Da bei Vegetariern und Veganern Obst und Gemüse (bzw. Blattgemüse) erlaubt sind, spricht hier nichts dagegen. Die einzige Komponente, die Sie für sich selber ändern (anpassen) müssen, sind die "To Do" Mahlzeiten.

Muss ich unbedingt Sport machen?

Abgesehen davon, dass Bewegung, in welcher Form auch immer, gesundheitliche Vorteile mit sich bringt, beantworte ich die Frage mit einem klaren „Ja!" Wenn Sie abnehmen möchten, müssen Sie eine negative Energiebilanz erzeugen und das geht am besten, wenn Sie in Bewegung kommen.

Des Weiteren besteht die Gefahr, dass ohne Bewegung Ihr Stoffwechsel runterfährt.

Zitat Anika Brieske:

Für den Körper ist eine Diät nichts anderes als eine Notzeit. Unser Körper ist darauf wunderbar eingerichtet und stellt den Stoffwechsel um. Wenn dieser weniger Energie in Form von Nahrung bekommt, spart der Körper an Temperatur, Bewegung und unnötigen Stoffwechselprozessen. Er baut außerdem Gewebe ab: Fett, aber auch den großen Energieverbraucher, die Muskelmasse. Dadurch komme es zu einem Absinken des Energiebedarfs oder „Einschlafen" des Stoffwechsels, erklärt die Ökotrophologin Anika Brieske von der Deutschen Hochschule für Prävention und Gesundheitsmanagement/BSA-Akademie in Saarbrücke
Quelle:
http://www.t-online.de/lifestyle/abnehmen/id_60044052/so-kurbeln-sie-den-stoffwechsel-bei-einer-diaet-an.html

Warum gibt es morgens nur einen Obst-Smoothie?

Der Anteil an Kohlenhydraten (Fruchtzucker) ist bei einem Obst-Smoothie am höchsten – optimal, um einen Tag energiegeladen zu beginnen.

Da wir den Anteil an Kohlenhydraten im Laufe des Tages runterfahren, sind die grünen Smoothies am besten dafür geeignet.

Wenn ich Dinner Cancelling mache, bekomme ich immer einen tierischen Hunger. Was kann ich tun?

Kling vielleicht etwas komisch, aber: Den Hunger einfach zulassen. **In der Regel verschwindet das Gefühl wieder** nach +/- 15 Minuten. Als Ablenkung können Sie lesen, spazieren gehen oder einen zuckerfreien Tee trinken.

Wie viele Gläser „Smoothies" kann ich trinken?

Hierbei gibt es keine Einschränkungen. Trinken Sie so viele Smoothies, wie Sie möchten bzw. wie Sie können. **Wichtig ist, dass Sie Ihren Smoothie wie eine Mahlzeit betrachten** und nicht mit einem Schluck runtertrinken. Nehmen Sie ruhig am Essenstisch Platz, trinken Sie langsam und genießen Sie Ihren selbstgemachten Smoothie in vollen Zügen.

Noch Fragen offen? Gerne können Sie mich kontaktieren: **info@smoohtie-guide.de**

10 leckere Smoothie Rezepte

Auf den folgenden Seiten, möchte ich Ihnen 10 einfache Smoothie Rezepte (5 Obst- und 5 grüne Smoothie-Rezepte) vorstellen. Für den Anfang tendiere ich zu Basic-Rezepten, welche später durch Smoothies, die in ihrer Zusammenstellung vielschichtiger und komplexer sind ersetzt werden können.

Hinweis zur Mengenangabe von Smoothies

Generell halte ich nicht viel von einer detaillierten Mengenangabe bei Smoothie- Rezepte. Weil hier einige Faktoren hinzukommen, die eine genaue Mengenangabe schnell zunichtemachen können.

Zum einen ist es der persönliche Geschmack und dieser ist bekanntlich bei jedem unterschiedlich. Darum sollten **Sie bei selbstgemachten Smoothies immer solange herumexperimentieren,** bis Sie Ihre eigenepersönliche Note gefunden haben.

Und keine Sorge, das geht schneller als Sie denken Ein weiterer Grund ist, dass das Aroma auch abhängig ist von der Frische der verwendeten Lebensmittel. Gerade da muss man abwägen und hin und wieder ab und zu geben. Beispiel: eine dunkelbraune Banane hat einen anderen Geschmack, als eine Banane die noch leicht grün ist...

Die Mengenangabe bei den hier vorgestellten Rezepten soll als grobe Richtlinien dienen. Selbstverständlich können Sie diese später, nach Ihren persönlichen Vorlieben, variieren.

5 Obst-Smoothie Rezepte

Der Mango-Smoothie

1 ganze Mango

1 ganze Orange

1 Handvoll Himbeeren (geht auch gefroren)

2-3 Esslöffel Bio-Naturjoghurt oder 250 ml Kefir

Kurz-Infos:

Mangos: Mangos schmecken nicht nur gut, Mangos haben unter anderem eine Menge an Vitamin B6, welches den Stoffwechsel anregt.

Orangen: Die Orange als Ganzes, enthält eine hohe Konzentration an Ballastoffen die länger satt hält.

Himbeeren: Himbeeren besitzen einen hohen Kalziumgehalt, was den Stoffwechsel ankurbelt.

Bio-Naturjoghurt / Kefir: Joghurt bzw. Kefir steckt voller appetitzügelnder Proteine.

Der Ananas-Smoothie

5 Ananasscheiben (nicht aus der Dose)

1/2 Grapefruit

250 ml Kefir

2 Esslöffel Kürbiskerne

2 Esslöffel Kokosnussöl

Hinweis zu Kokosöl:

Kokosöl ist bei einer Temperatur unter 25° C in der Regel in einem festen Zustand. Das Kokosölsollte deswegen in lauwarmes Wasser verflüssigt werden.

Kurz-Info:

Ananas: Ananas besitzt eine niedrige Energiedichte und ist, wie die Mango auch, reich an natürlichen Ballastoffen (Sättigung).

Grapefruit: Die Grapefruit ist reich an fettverbrennenden Enzymen und hält die Insulinproduktion niedrig. (Förderung der Fettverbrennung)

Bio-Naturjoghurt / Kefir: Joghurt bzw. Kefir steckt voller appetitzügelnder Proteine.

Kürbiskerne: Sind reich an Mineralien und guten fetten, die Ihren Stoffwechsel anregen.

Kokosnussöl: Kokosnussöl ist reich an Laurinsäure, die die Fettverbrennung fördert und den Hunger in Schacht hält.

Äpfel / Bananen-Smoothie

1 Apfel

1 Banane

1/2 Teelöffel Zimt

1 Teelöffel Bio Waldhonig

2 Esslöffel Bio-Naturjoghurt / Kefir (250ml)

Kurz-Info:

Apfel: Äpfel besitzen einen hohen Anteil an Pektinen, sprich Ballaststoffe die satt machen.

Bananen: Bananen sind eine stillende Energiequelle und besitzen mitunter sehr viel Kalium, was wiederum den Stoffwechsel anregt.

Zimt: Zimt besitzt eine blutzuckersenkende Wirkung und kann sehr hilfreich bei einer Diät oder bei Diabetes mellitus sein.

Honig: Eine gute Energiequelle und kurbelt nebenbei das Immunsystem an.

Der Beeren-Smoothie

1 Handvoll Himbeeren

1 Handvoll Brombeeren

1 Handvoll Blaubeeren

2 Esslöffel Kürbiskerne

250-350 ml Mandelmilch (Beispiel: aus dem Reform-haus)

Tipp:

Beeren gibt es auch als gefrorene Beerenmischung bei diversen Lebensmittel-Händlern.

Kurz-Info:

Beeren Allgemein: Beeren besitzen einen hohen Anteil an Ballaststoffen wie auch Vitamin C und E was wiederum das Immunsystem anregt.

Mandelmilch: Mandelmilch weist einen niedrigen glykämischen Index auf und enthält reichlich an gesunden Fetten.

Der Kiwi-Smoothie

3 reife Kiwis (gut schälen)

1 Orange (ohne Schale, gut schälen)

(Optional: 1/2 Becher Kefir)

1 Esslöffel Bio-Waldhonig

1 Schluck Zitronensaft (oder der Saft einer halben Zitrone)

Kurz-Info:

Kiwis: Kiwis enthaltene die Aminosäure Arginin, ein natürliches Mittel um den Kreislauf zu stärken, denn durch Arginin werden die Blutgefäße geweitet. Auch besitzt die Kiwi einen positiven Einfluss auf den Blutdruck, sowie den Cholesterinspiegels.

Hinweis:

Wer schon mal Joghurt mit Kiwi probiert hat, weiß: Das schmeckt bitter. Zumindest, wenn die Kiwi roh bleibt, denn dann spaltet ein in der Kiwi enthaltenes Enzym das Eiweiß aus Milchprodukten auf.

Lassen Sie die Option "Kefir" weg, oder trinken Sie Ihren Smoothie gleich frisch nach dem Mixen.

Zitrone: Zitrone ist reich an Vitamin C und besitzt die Eigenschaft, Heißhunger-Attacken in Schach zu halten.

Der grüne Smoothie / 5 Rezepte

Der Spinat-Smoothie

200g Spinat

1-2 Bananen

1 Apfel

1-2 Teelöffel Mandelmuss (Reformhaus)

Option: 1-3 dünne Scheiben frischen Ingwer

1-2 Schuss Tomatensaft

+/- 250 ml Wasser (Ohne Kohlensäure / Kein Leitungswasser)

Kurz-Info:

Spinat: Energiekick "Eisen". Spinat enthält viel wichtiges Eisen. 100 Gramm frischer Spinat enthält ca. 3,5 Milligramm Eisen, das ist zwar nicht so viel wie die früher behaupteten 35 Milligramm, die durch einen Fehler eines Wissenschaftlers zustande gekommen sind, ist aber durchaus immer noch reichlich.

Hinweis:

Spinat enthält Substanzen die die Aufnahme von Eisen unterbindet. Oxalsäure ist der Miesmacher. Diese bindet das im Spinat enthaltene Eisen und der Körper kann es dann schlechter verwerten. Für die bessere Verwertbarkeit empfiehlt man, Spinat mit Lebensmittels zu sich zu nehmen, die die Wirkung der Oxalsäure mindern. Dazu gehören: Orange, Tomaten, Paprika, Brokkoli, alle Lebensmittel die reichlich Vitamin C enthalten.

Ingwer: Ingwer kurbelt die Produktion der Gallensäfte an und erleichtert die Fettverdauung. Fördert die Durchblutung in der Muskulatur und macht fit für den Sport. Der Geschmack von Ingwer ist natürlich reine Geschmackssache.

Der Feldsalat-Smoothie

1-2 Handvoll Feldsalat

1-2 Bananen

1 Birne

1 Schuss Bio-Karottensaft

+/- 250 ml Wasser (Ohne Kohlensäure / Kein Leitungswasser)

Kurz-Infos:

Feldsalat: Im Vitamin-Vergleich hängt Feldsalat alle anderen Blatt-Salate ab. Keine andere Sorte enthält so viel Vitamin C (35 Milligramm auf 100 Gramm) wie der Feldsalat. Ein weiterer Top-Wert: Feldsalat ist reich an Vitamin A (650 mg / 100 g), Phosphor, Calcium und Folsäure.

Der Rucola-Smoothie

1-2 Gute Handvoll Rucola Salat

1-2 Bananen

1 Apfel

1-2 dünne Scheiben Ingwer

+/- 250 ml Wasser (Ohne Kohlensäure / Kein Leitungswasser)

Kurz-Info:

Rucola besitzt viele wertvolle Inhaltsstoffe und ist eine gute Quelle für Eisen, Kalzium und Kalium, Vitamin C und Vitamin A. Die für den leicht scharfen Geschmack verantwortlichen Senföle zählen zu den sekundären Pflanzenstoffen. Sekundäre Pflanzenstoffe besitzen viele gesundheitsförderliche Wirkungen.

Rucola hat die Eigenschaft, Nitrate, die im Boden vorkommen bzw. über Düngemittel in die Umwelt gelangen zu binden. Beim Verzehr von Rucola in normalen Mengen stellt die Belastung durch Nitrat keine gesundheitliche Gefahr dar.

Der Spinat / Ananas Smoothie

1/4 Ananas (geschält, nicht aus der Dose)

1/2 ganze Mango (geschält)

150 g. (Bio)Spinat (geht auch gefroren)

1-2 Scheiben Ingwer

1-2 Teelöffel weißer Mandelmus

+/- 250 ml Wasser (Ohne Kohlensäure / Kein Leitungswasser)

Kurz-Info:

Mandelmuss: Mandeln liefern viele ungesättigte Fettsäuren, Mineralstoffe wie Magnesium, Calcium und Kupfer sowie große Mengen der Vitamine B und E. Zwei Löffel Mandelmus decken einen Großteil des täglichen Mindestbedarfes an Magnesium ab.

Der Zitronengras-Smoothie

2 Stängel Zitronengras (putzen, äußere Blätter ab und klein schneiden)

1 ganze Handvoll frische (oder gefroren) Erdbeeren

50ml Kokosmilch

50-100 ml Kefir

1-2 Teelöffel (Bio) Waldhonig

Kurz-Info:

Zitronengras: Zitronengras ist eine gute Quelle für Folsäure und kann außerdem mit einem hohen Gehalt an Eisen, Kalium und Mangan aufwarten. Zitronengras hilft im Allgemeinen das gesamte Immunsystem zu stärken.

Kleiner Exkurs: Obst und Gemüse für Smoothies richtig waschen

Die meisten Mineralien, Spurenelemente und Vitamine stecken in der Schale.

Untersuchungen zufolge, liegt **der Gehalt an Vitaminen und Mineralstoffen in den Schalen von Äpfeln Birnen und Co** bis zu sieben Mal höher als im Fruchtfleisch. Daher wäre es von Vorteil, Obst und Gemüse (diverse Sorten) möglichst ungeschält zu essen.

Doch so appetitlich das Obst / Gemüse auch aussehen mag, auf den Schalen befinden sich eine Menge an Substanzen wie Pestizide, Konservierungsmittel und Wachs, die zum Teil gesundheitliche Nachwirkungen mit sich bringen können. Wer in Sache Pestizide, Konservierungsstoffe usw. auf Nummer sicher gehen möchte, sollte generell zu Bioprodukte greifen.

Der Einsatz solcher giftigen Substanzen ist schon beim Anbau verboten. Dennoch möchte ich ein paar Tipps geben, wie man mit Obst und Gemüse richtig umgeht, wenn man diese in einem konventionellen Supermarkt erworben hat.

Obst mit Wasser abwaschen

Der Klassiker. Obst und Gemüse, wie auch Blattsalat gründlich mit Wasser abspülen. Bei Blattgemüse wäre es von Vorteil, diese mindestens 5 Minuten in ein Wasserbad zu legen. So lösen sich Schnecken und kleine Tierchen, die sich im Salat eingenistet haben.

Tipp: Mit einen trockenen Tuch abreiben

Gerade bei Äpfeln, Birnen ist **oft eine Wachsschicht aufgetragen, die sich mit bloßem Wasser nicht entfernen lässt.** Man kann diese Schicht mit einem trockenen Tuch aus Stoff durch Reiben entfernen. Wenn man ein paar Tropfen Speiseöl auf den Lappen gibt und anschließend mit Wasser nachspült geht die Schicht noch besser weg.

Tipp: Benutzen Sie eine Gemüsebürste

Obst oder Gemüse mit einer härteren Schale (Karotten, Kartoffeln, Birne usw.) kann man mit einer handelsüblichen Gemüsebürste abbürsten. Optimal wäre, wenn die Bürste eine harte und eine weiche Seite besitzt.

Tipp: Obst- und Gemüsereiniger

Es gibt zwar fertige Obst- und Gemüsereiniger zu kaufen, die sich auch hervorragend eignen um Obst und Gemüse zu waschen / reinigen... dennoch ist es viel einfacher, seine eigene Mischung herzustellen.

Ist genauso wirksam und kostet nur einen Bruchteil davon.

Die Rezeptur:

• 1 Esslöffel Zitronensaft

• 1 Esslöffel weißer Essig

• 1 Große Tasse Trink-Wasser

• 1 neue Sprühflasche

Vermische die Zutaten gründlich und fülle sie in die Sprühflasche. Besprühe das Obst und Gemüse mit dem Reiniger und warte 10 Minuten lang und spüle die Lebensmittel dann ausgiebig mit Wasser ab.

Generell...

...sollte man Obst und Gemüse erst kurz vor Gebrauch waschen (reinigen), weil sie sonst schneller verderben. Da durch das Reinigen nicht nur Schmutz, Rückstände und Bakterien entfernt werden, sondern auch die natürliche Schutzhülle der jeweiligen Frucht.

Obst und Gemüse richtig waschen ist keine Kunst, sondern nur eine Frage der Disziplin und sollte gerade wegen der eigenen Gesundheit und die der Familie am Herzen liegen.

Allgemeine Tipps für selbstgemachte Smoothies

- Machen Sie den Smoothie nicht zu kompliziert.

- Sorgen Sie für Abwechslung.

- Entwickeln Sie Ihren eigenen Geschmack.

- Achten Sie immer auf frische Lebensmittel.

- Trinken Sie den Smoothie wenn möglich frisch.

- Verwenden Sie hin und wieder auch frische Kräuter.

- Trinken Sie den Smoothie langsam und mit Genuss.

und…

…weniger ist mehr.

Nachwort (vielleicht das wichtigste Kapitel)

Über Erfolg oder Misserfolg entscheidend oft der Focus auf eine Sache. **Ich kann viele Dinge halbherzig erledigen, dann werde ich auch halbherzige Ergebnisse bekommen.** Oder ich kann mich auf eine Sache konzentrieren, sprich fokussieren und ich werde herausragende Ergebnisse erzielen. Wie das Ergebnis ausfällt, hängt von jedem selber ab. Konzentration entsteht meistens aus einem tiefen, inneren Bedürfnis heraus, ein angestrebtes Ziel zu erreichen. Vorrausetzung ist natürlich, dass man überhaupt ein definiertes Ziel besitzt.

In Bezug aufs „Abnehmen" steht das Ergebnis immer in Relation, wie Sie persönlich an die Sache herangehen. Oft wird hier das Wörtchen „versuchen" in einem inneren Dialog verwendet oder auch in einem Gespräch mit Bekannten oder Freunden. Was daraus resultiert, ist, dass man sich selber ein Hintertürchen offen hält für ein mögliches, persönliches Versagen.

„Versuchen" hat keinen richtigen Focus. Wenn Sie etwas versuchen, öffnet es Ihnen einen sehr großen, geistigen Spielraum. Man gibt sich selber die Möglichkeit zu scheitern und das ohne großartigen Gesichtsverlust.

Ob die Smoothie-Diät funktioniert oder nicht, hängt letztendlich davon ab, was Sie bereit sind zu tun, bzw. was Sie bereit sind zu opfern.

Ich habe die Weisheit nicht mit dem Löffel gegessen und möchte mir auch nicht anmaßen, dass ich mit diesem Buch allen Menschen mit Übergewicht helfen kann. Ich kann mit diesem Inhalt nur das nötige (funktionierende) Werkzeug mitgeben – **ob Sie das Werkzeug auch benutzen, liegt ganz alleine an Ihnen.**

Letztendlich führen viele Wege nach Rom, wie auch viele Diäten helfen, Gewicht zu verlieren. Abnehmen ist keine Kunst – das Gewicht aber zu halten, steht auf einem ganz anderen Blatt. Mir ist es wichtig, dass Sie den Weg nach Rom finden und auch dort bleiben. ;-)

Wichtig: **Die Smoothie-Diät ist keine Crash-Diät in diesem Sinne, auch wenn vielleicht der Titel dieses Buches das evtl. so suggeriert**. Mir ist es wichtig, dass Sie auch, nachdem Sie Ihr Wunsch-gewicht erreicht haben, weiterhin Smoothies trinken, lebendige Lebensmittel essen, hin und wieder (kurz)fasten und Sport treiben.

Wichtig ist, dass das Thema „Smoothie-Diät" für Sie nicht nur Theorie bleibt. Fangen Sie heute noch an, Inhalte umzusetzen und spüren Sie in den nächsten

Tagen (Wochen), wie Ihr Körper auf diese Veränderung reagiert.

Ich hoffe sehr, dass Sie in diesem Buch das finden, was Sie gesucht haben und wünsche Ihnen alles Gute und vor allem Gesundheit...

Ihr
Michael Iatroudakis

Bonus Kapitel: Der innere Schweinehund

Kennen Sie Ihren schlimmsten Feind? Der schlimmste Feind sind Sie selber. Im Volksmund spricht man vom **inneren Schweinehund**.

Wann taucht dieser fiese Hund denn meistens auf? Er ist dann zur Stelle, **wenn wir uns eine Veränderung vornehmen, eine Gewohnheit ändern möchten oder uns auf ein neues Terrain rauswagen** und genau dann bellt er uns die Ohren voll. Das Schlimme aber ist nicht nur sein Erscheinen – das blöde Mistvieh kann sogar sprechen. Und wenn es mal angefangen hat, dann ist er nicht mehr zu bremsen.

Er will uns mit seinen Worten verführen, uns zwingen, unser Tun zu unterbinden, er will auf gar keinen Fall eine Veränderung, weil er sich in dieser sogenannten Komfortzone sichtlich sprichwörtlich sauwohl fühlt. Ich gebe zu, wenn er uns schon die Ohren vollquatscht, dann klingt das immer einleuchtend und man neigt sehr schnell dazu, ihm Recht zu geben. Weil das, was er sagt, uns eine Erleichterung oder gar eine Befriedigung verspricht, bestimmte, vielleicht unangenehme Dinge doch nicht zu tun.

Warum setzte ich dieses Kapitel am Ende dieses Buches?

Das kann ich Ihnen sagen: Weil ich überzeugt bin,

dass, während Sie diese Zeilen lesen, Ihr innerer Schweinehund bereits aufgetaucht ist und Sie vielleicht sabotiert, weiter zu lesen.

„Die Tricks der inneren Schweinehunde"

Innere Schweinehunde tauchen immer dann auf, wenn eine Veränderung bevorsteht. Sie tauchen auch dann auf, wenn man sein Leben ändern möchte. Und am widerspenstigsten sind die inneren Schweinehunde, wenn es um Gesundheit, Fitness und Bewegung geht.

Schweinehunde verfügen über ein ganzes Arsenal an Taktiken, um Ihnen das Leben buchstäblich zu erschweren. Wenn ein Schweinehund nur einen winzig kleinen Funken von Veränderung bemerkt, steht er parat und greift tief in die Trickkiste. Ich möchte Ihnen in diesem eBook eine Taktik vorstellen. Ein Trick ist die Unmöglichkeits-Taktik. Dieser Trick geht davon aus, dass Ihr innerer Schweinehund von der Unmöglichkeit Ihres angestrebten Ziels ausgeht. Folgende Sätze können dann zum Vorschein kommen, die er Ihnen leise in Ihr Ohr flüstert:

Das geht nicht...Wie stellt der sich das vor...Das ist unmöglich...Das schaffe ich nicht...Geht nicht, muss arbeiten, geht nicht wegen meiner Familie...Geht nicht wegen des Nachbarn Meier...Das klappt doch nie...Nie und nimmer...Aber...

Gibt es hierfür eine Gegen-Taktik? Ja klar, hier.

Anti-Schweinehund-Taktik 1: Die innere Schweinehunde-Sprache decodieren.

Klar, zu allererst muss man die Sprache der Schweinehunde decodieren. Das bedeutet, dass die oben genannte Auflistung eine gänzlich andere Bedeutung bekommt. Also, auf den Punkt gebracht bedeutet dies:

Das geht nicht

Wie stellt der sich das vor

Das ist unmöglich

Heißt in Wirklichkeit:

Ich will das nicht

Ich habe Angst

Ich trau mich nicht

Anti-Schweinehund-Taktik Nr. 2: Seien Sie ehrlich.

Belügen Sie sich nicht selber. Je ehrlicher Sie zu sich selber sind, umso weniger greift die Unmöglichkeits-Taktik.

Anti-Schweinehund-Taktik Nr. 3: Die innerlichen Dialoge umwandeln

Nehmen Sie die o. g. Sätze (ich kann nicht, das ist unmöglich usw.) und verwandeln Sie die Sätze um in:

Was könnte der erste Schritt sein?

Wie schaffe ich das am besten?

Vielleicht halten Sie die Dinge für banal, aber gewisse Sachen müssen nicht immer kompliziert sein…

Webseiten und Bücher…, um tiefer in die Materie einzutauchen

Bücher:

- Grüne Smoothies: Die supergesunde Mini-Mahlzeit aus dem Mixer / C. Guth

- Green for Life: Grüne Smoothies nach der Boutenko-Methode / V. Boutenko

- Grüne Smoothies: lecker, gesund & schnell zubereitet / V. Boutenko

- So schmeckt Rohkost - Grüne Smoothies / Teresa-Maria Sura

- Der Smoothie-Guide / Michael Iatroudakis

- Smoothies: Köstlich, frisch und gesund / Eliq Maranik

- Befreite Ernährung / Christian Opitz

- Syndrom X …ein Mammut auf den Teller / N. Worm

- Essbare Wildpflanzen: 200 Arten bestimmen und verwenden / Steffen Guido

- Krebszellen lieben Zucker – Patienten brauchen Fett und Eiweiß von Prof. Dr. Ulrike Kämmerer

- Echt künstlich: Das Dr.-Watson-Handbuch der Lebensmittel-Zusatzstoffe

- Gesundheit und Genuss von Sabine Paul

Webseiten zum Thema „Smoothie-Diät":

www.smoothie-guide.de

www.gruenesmoothies.org

www.rohkost.de

Rezepte: Low Carb & Steinzeiternährung

www.urgeschmack.de

www.lowcarbrezepte.org

www.lowcarb-ernaehrung.info

Über den Autor

Lizenzierter Fitnesstrainer und -Lehrer, zertifizierter MovNat-Trainer, Ausbildung zum Heilpraktiker, Ernährungsberater. Befasst sich seit über 15 Jahren mit alternativen Heilmethoden und Energiearbeit.

Bereits erschienen (Bücher / eBooks):

Die Matrix-Diät:„Abnehmen m. Körper, Geist & Seele"

Der Smoothie-Guide:…ein unterhaltsamer Ratgeber

Xylit:„Das süße Wundermittel"

Der Paleo-Lifestyle: Steinzeitfitness im 21. Jahrhundert

Der Matcha Tee: Das grüne Wunder aus Japan

Das Kokosöl: Das Geheimnis äußerer Schönheit, stabiler Gesundheit und grenzenloser Energie

Die Steinzeit-Diät: In 28 Tagen zum Wohlfühlgewicht

Die Smoothie-Diät: Gesund und lecker abnehmen mit selbstgemachten Smoothies

Kolloidales Silber: Das natürliche Antibiotikum für Mensch, Tier und Pflanze

Moringa Baum: Mehr Gesundheit, mehr Energie und jünger aussehen mit dem Wunderbaum

Die Zistrose: Das Wunderkind unter den Heilpflanzen

Omega 3: Die wiederentdeckte Fettsäure gegen Herz-Kreislauferkrankungen…

4 SuperFoods: Matcha-Tee, Kokosöl, Moringa-Baum, Zistrose (Sammelband 1)

Vitamin D: Das Superhormon gegen Herz-Kreislauferkrankungen, Krebs, Depressionen, Grippe und mehr…

Projekt Diät: Artgerecht zum Wohlfühlgewicht / Sammeband

Wasser: Das Lebenselixier für Gesundheit, Vitalität und Wohlbefinden

Vitamin K: Das vergessene Vitamin

Der Vitamin D & K Faktor: Der Rundumschutz für chronische Erkrankungen

4 Super-Foods: Vitamin D, Wasser, Gerstengrassaft, Omega 3 (Sammelband 2)

Die Steinzeiternährung / Paleo 30: Das 30 Tage Programm für Anfänger

Krafttraining: Kraft ist die bessere Medizin / Krafttraining für Anfänger

Die Löffel-Liste: Dinge die Sie tun sollten bevor Sie ablöffeln

Therapie Sport: Die unterschätzte Heilkraft der Bewegung

Smoothie Guide Kompakt: Wie Eltern es schaffen, dass ihre Kinder Obst und Gemüse essen

Intermittierendes Fasten: Mehr Energie, mehr Gesundheit durch Kurzeit-Fasten

Der Detox-Plan: Gesundheit, Lebensenergie und jünger aussehen durch natürliche Entgiftung

Super Detox: Mehr Lebensenergie durch Fasten und Entgiftung (Sammelband)

Zucker: Die (süße) tödliche Verführung [Fettleibigkeit, ADHS, Herz-Kreislauferkrankungen…

Kokoswasser: Das Natürliche Elixier des Lebens (Anti-Aging, Entgiftung, Sport, Kokosnuss...

Die Kokosnuss: Die Wunderfrucht aus den Tropen (Sammleband)

Weitere Neuerscheinungen siehe unter:

www.my-kindle-ebooks.de

Homepage:

www.smoothie-guide.de

www.xylit-xylitol.com

www.der-paleo-lifestyle.de

Ich gebe Ihnen eine Garantie

Mir ist es sehr wichtig, dass Sie aus diesem Buch den größtmöglichen Nutzen ziehen. Sollten Sie dennoch enttäuscht sein und Sie keinerlei Nutzen verzeichnen könnten, dann schreiben Sie mir eine E-Mail und ich erstatte Ihnen ohne Wenn und Aber den Kaufpreis zurück.

In dieser Hinsicht vertraue ich Ihnen als ehrlichem Menschen.

Bitte um ein Feedback

Eine persönliche Bitte:

Sollte irgendetwas in diesem eBook / Buch nicht stimmen.

Sollte eine Behauptung nicht richtig sein.

Haben Sie einen Abschnitt/ein Kapitel nicht verstanden?

Haben Sie sich über einen Satz/einen Abschnitt aufgeregt?

Habe ich Sie in irgendeinem Satz beleidigt?

Habe ich irgendwo undeutliche Formulierungen benutzt?

Und ergänzend alles andere…

Dann nehmen Sie mit mir Kontakt auf:

info@my-kindle-ebooks.de

Dieser Weg ist mir lieber, als wenn der Leser dieses eBook / Buch mit negativen Gefühlen beschließt.

Berichten Sie mir Ihre persönlichen Erfahrungen mit der Smoothie Diät, ich würde mich über Ihr Feedback freuen…

Rechtliches

Der Autor übernimmt keine juristische Verantwortung und keinerlei Haftung für Schäden, die aus der Benutzung dieses E-Books / Buch entstehen. Außerdem ist der Autor nicht verpflichtet, Folge- oder mittelbare Schäden zu ersetzen. Gewerbliche Kennzeichen- und Schutzrechte bleiben von diesem Titel unberührt.

Das Werk ist einschließlich aller Teile urheberrechtlich geschützt. Das vorliegende Werk dient nur dem privaten Gebrauch. Alle Rechte, auch die der Übersetzung, des Nachdrucks und der Vervielfältigung dieses Titels oder von Teilen daraus, verbleiben beim Autor.

Ohne die schriftliche Einwilligung des Autors darf kein Teil dieses Dokumentes in irgendeiner Form oder auf irgendeine elektronische oder mechanische Weise für irgendeinen Zweck vervielfältigt werden.

Haftungsausschluss/Disclaimer

Der Besuch unserer Seiten kann nicht den Arzt ersetzen. Suchen Sie bei unklaren oder heftigen Beschwerden unbedingt einen Arzt auf! Die Informationen auf unseren Seiten sind vom Autor und Verlag sorgfältig recherchiert und zusammengestellt worden.

Dennoch kann keine Garantie übernommen werden. Die hier dargestellten Informationen dienen nicht Diagnosezwecken oder als Therapieempfehlung. Eine Haftung des Autors und Verlages für Personen-, Sach- und Vermögensschäden durch die Gesundheitstipps und Rezepte auf unseren Seiten wird ausgeschlossen.

Herausgeber:

Michael Iatroudakis
Drewitzer Str. 1
14478 Potsdam
Tel. 0160-12 444 15
Email: info@my-kindle-ebooks.de